Charlotte Pöhlmann

MCPH1 im DNA-Schadenskontrollpunkt

Charlotte Pöhlmann

MCPH1 im DNA-Schadenskontrollpunkt

Analyse der Zellzykluskontrolle und DNA-Schadensantwort bei autosomal rezessiver MCPH1-Defizienz

Südwestdeutscher Verlag für Hochschulschriften

Imprint
Any brand names and product names mentioned in this book are subject to trademark, brand or patent protection and are trademarks or registered trademarks of their respective holders. The use of brand names, product names, common names, trade names, product descriptions etc. even without a particular marking in this work is in no way to be construed to mean that such names may be regarded as unrestricted in respect of trademark and brand protection legislation and could thus be used by anyone.

Publisher:
Südwestdeutscher Verlag für Hochschulschriften
is a trademark of
Dodo Books Indian Ocean Ltd., member of the OmniScriptum S.R.L Publishing group
str. A.Russo 15, of. 61, Chisinau-2068, Republic of Moldova Europe
Printed at: see last page
ISBN: 978-3-8381-2550-3

Zugl. / Approved by: Berlin, Charité, Diss., 2010

Copyright © Charlotte Pöhlmann
Copyright © 2011 Dodo Books Indian Ocean Ltd., member of the OmniScriptum S.R.L Publishing group

Meinen Kindern Gustav, Georg und Carolina

Inhaltsverzeichnis

1	**EINLEITUNG**	**1**
1.1	Zellzyklus	1
1.2	Zellzykluskontrolle	3
1.3	DNA-Schäden	5
1.3.1	Spontane Veränderungen	5
1.3.2	Induzierte Schäden	5
1.3.3	Schäden bei Replikation	6
1.4	Kontrollpunkt-Signalwege als Antwort auf DNA-Schäden	6
1.4.1	Einzelne Komponenten der Signalwege	6
1.4.2	Der CDC25- und der p53-vermittelte *pathway*	8
1.4.3	Die Rolle von BRCA1	10
1.5	DNA-Reparatur	11
1.5.1	Exzisionsreparatur und Korrekturlesen	12
1.5.2	Reparatur von Doppelstrangbrüchen	12
1.6	MCPH1-Gen	14
1.7	Zielsetzung dieser Arbeit	17
2	**MATERIAL UND METHODEN**	**18**
2.1	Material	18
2.1.1	Geräte	18
2.1.2	Verbrauchsmaterial, Reagenzien und Enzyme	18
2.1.3	Zellkulturmaterial	19
2.1.4	Puffer	20
2.1.5	siRNA-Duplizes	20
2.1.6	Zelllinien	20
2.1.7	Antikörper	21
2.1.8	PCR-Primer und TaqMan-Proben	21
2.1.9	Software	21
2.2	Methoden	22
2.2.1	Zellkultur	22
2.2.2	Chromosomenpräparation	22
2.2.3	RNA Interferenz	23
2.2.4	Westernblot	24
2.2.5	Polymerase-Kettenreaktion	26
2.2.6	RNA-Präparation und Reverse Transkription	27
2.2.7	Quantitative Real Time PCR	28
2.2.8	Durchflusszytometrie	30

3 ERGEBNISSE 34

3.1 Versuche mit Zellen von MCPH1-Patienten 34

3.1.1 Relative BRCA1 und CHK1-Proteinmengen in Patientenzellen 34
3.1.2 Relative BRCA1- und CHK1-RNA-Mengen in Patientenzellen 36
3.1.3 G2/M-*checkpoint* in Patientenzellen 38
3.1.4 Zellzyklusverteilung 40
3.1.5 Wiedereintritt in den Zellzyklus nach Bestrahlung 44

3.2 Versuche nach RNAi gegen MCPH1 46

3.2.1 Relative BRCA1 und CHK1-Proteinmengen nach RNAi 46
3.2.2 Relative BRCA1-, CHK1- und MCPH1-RNA-Mengen nach RNAi 49
3.2.3 G2/M-*checkpoint* nach RNAi 51

3.3 Zellulärer Phänotyp nach RNAi in einer Mauszelllinie 53

4 DISKUSSION 55

4.1 Bedeutung der MCPH1-Forschung 55

4.2 BRCA1, CHK1 und der DNA *damage checkpoint* in MCPH1-Patientenzellen 56

4.3 Anstieg der PLCs nach Bestrahlung 57

4.4 Störung der DNA-Doppelstrangbruch-Reparatur in Patientenzellen 58

4.5 BRCA1, CHK1 und DNA *damage checkpoint* nach RNAi 59

4.6 Unterschiede zwischen Patientenzellen und „RNAi-Zellen" 61

4.7 Vorarbeit für ein MCPH1-Mausmodell 65

4.8 Ausblick 65

5 ZUSAMMENFASSUNG 68

6 LITERATUR 70

ANHANG 75

Abkürzungen 75

Publikationen 76

Danksagung 77

1 Einleitung

Bei dem 2002 erstmalig von Neitzel *et al.* beschriebenen PCC-Syndrom (*Premature chromosome condensation*, vorzeitige Chromosomenkondensation) handelt es sich um die erste bekannte kongenitale Zellzyklusstörung beim Menschen, die in das elementare Geschehen der Chromosomenkondensation eingreift. Die Zellen der Patienten sind durch eine auffällige Fehlregulation der Chromosomenkondensation gekennzeichnet und weisen einen erhöhten Anteil Prophase-ähnlicher Zellen auf (10-15%). Klinisch liegen eine deutliche Mikrozephalie und eine mentale Retardierung vor. Genetische Ursache sind Mutationen in dem MCPH1-Gen. Daher wird das Syndrom auch MCPH1-Mikrozephalie bzw. MCPH1 genannt. Das Proteinprodukt dieses Gens, Microcephalin, wird mit Aufgaben in der Zellzykluskontrolle und DNA-Reparatur in Verbindung gebracht. Mit der vorliegenden Arbeit sollte ein weiterer Beitrag zu zellbiologischen Charakterisierung von MCPH1-Patientenzellen geleistet werden, wobei deren Fähigkeit zur DNA-Schadenserkennung und -reparatur im Vordergrund stand. In der Einleitung soll zunächst ein kurzer Überblick über den Zellzyklus und die Zellzykluskontrolle gegeben werden. Anschließend wird auf die verschiedenen DNA-Schäden und Reparaturmechanismen eingegangen. Es folgt eine genauere Beschreibung des MCPH1-Syndroms und des MCPH1-Gens.

1.1 Zellzyklus

Die Fähigkeit von Zellen zu wachsen, ihr Erbgut zu verdoppeln und sich anschließend in zwei identische Zellen zu teilen, ist die Grundvoraussetzung für das Leben überhaupt. Im menschlichen Körper finden im Laufe eines durchschnittlichen Lebens rund 10^{16} Zellteilungen statt, wobei sich eine einzige Zelle von der Stammzelle bis zur terminal differenzierten Zelle typischerweise nur 10 bis 15 mal teilt.

Der Zellzyklus besteht aus verschiedenen Phasen: Lichtmikroskopisch unterscheidbar sind die Kernteilung (Mitose, M-Phase, Karyokinese) mit der anschließenden Zellteilung (Zytokinese) und die so genannte Interphase. Während man bei ersterer kondensierte („gepackte") Chromosomen erkennen kann, liegt das Erbgut in der Interphase in langen Chromatinfäden dekondensiert vor. Die Interphase gliedert sich bei proliferierenden Zellen wiederum in drei Phasen: in G1, S und G2. Nicht proliferierende Zellen (z.B. Nervenzellen) verbleiben in einer Sonderform von G1, der so genannten G0 (Ruhe) -Phase. In diesem Zustand können sie viele Jahre ausharren oder durch den Einfluss bestimmter Wachstumsfaktoren zum Wiedereintritt in den Zellzyklus veranlasst werden.

Einleitung

Die sich an die Zellteilung anschließende G1-Phase (*gap*, engl. für Lücke) erhielt (wie auch die G2-Phase) ihren Namen aufgrund der fälschlichen Annahme, dass die Zelle in dieser Phase ruhen würde. Stattdessen ist dies eine Phase erhöhter Genexpression. In der späten G1-Phase findet die Verdopplung der Zentriolen statt. Die Zelle erfüllt hier ihre eigentlichen Aufgaben im Organismus. Die Dauer von G1 kann sehr unterschiedlich sein, bei proliferierenden Zellen geht man von einer Durchschnittsdauer von 2-20 Stunden aus.

In der nachfolgenden S- (Synthese-) Phase, die bei Säugern ziemlich konstant ca. 7-8 Stunden benötigt, kommt es zur DNA-Verdopplung durch semikonservative Replikation (Meselson & Stahl 1958). Hier müssen die ca. 3 Milliarden Basenpaare abgeschrieben werden, wodurch aus einer DNA-Doppelhelix zwei Schwesterchromatiden entstehen, die über die gesamte Länge von einem Protein- (Cohesin-) Komplex zusammengehalten werden. Das Ende der Replikation markiert den Eintritt in die G2-Phase, welche sich durch die Synthese Mitose-notwendiger Proteine auszeichnet. In dieser Phase wird kontrolliert, ob die Replikation abgeschlossen ist und richtig durchgeführt wurde. Gegebenenfalls kommt es zur DNA-Reparatur. Wenn die DNA zu viele Fehler aufweist, die Reparatur folglich zu lange dauert, kann die Zelle in die Apoptose eintreten. Die G2-Phase des Zellzyklus dauert normalerweise nur 2 bis 5 Stunden. Am Ende der G2-Phase folgt der Übergang in die Prophase der Mitose, bei der es zu einer zunehmenden Kondensation der Chromosomen kommt.

Die Kernteilung teilt man traditionell in einzelne Stadien: In der Prophase kondensiert das Chromatin zu mikroskopisch sichtbaren Zweichromatid-Chromosomen, die am Zentromer zusammenhängen. Auch beginnt hier die Ausbildung des Spindelapparats, indem sich die Zentrosomen zu den entgegen gesetzten Zellpolen bewegen. Zwischen ihnen formen sich Mikrotubuli, die Kernmembran löst sich auf und fragmentiert zu Vesikeln. In der Metaphase ist der Spindelapparat fertig ausgebildet und die inzwischen maximal kondensierten Chromosomen haben sich in der Äquatorialebene angeordnet. Die beiden Schwesterchromatiden werden in der nun folgenden Anaphase am Zentromer getrennt und bewegen sich zu den entgegen gesetzten Zellpolen. In der Telophase löst sich der Spindelapparat wieder auf, die Spindel depolymerisiert. Die Kernmembranen bilden sich aus Membranvesikeln um die beiden getrennten Chromosomensätze. Zum Abschluss der Telophase liegen die Chromosomen wieder dekondensiert in den neu entstandenen Zellkernen vor. Der Karyokinese folgt in der Regel die Zytokinese, in der das Zellplasma in der Äquatorialebene entlang einer Teilungsfurche durchschnürt wird, wodurch zwei eigenständige Tochterzellen entstehen. Die Zellorganellen werden zu etwa gleichen Teilen auf die beiden neuen Zellen verteilt. Nach der ca. eine Stunde

Einleitung

dauernden Mitosephase tritt die Zelle wieder in die Interphase ein, womit der Kreislauf geschlossen wird (siehe Lehrbücher der Genetik und Biochemie z.b. Seyffert 2003; Müller-Esterl 2004; Doenecke 2005).

Am Progress des Zellzyklus sind zwei große Gruppen von Proteinen beteiligt: Die im Verlauf des Zellzyklus periodisch auf- und abgebauten Cycline und die nur im Komplex mit Cyclinen aktiven, also von ihnen abhängigen Kinasen CdKs (*cyclin dependent protein kinases*) (Evans *et al.* 1983). Die konstitutiv vorhandenen und evolutionär hoch konservierten CdKs treiben durch Phosphorylierung diverser Strukturen den Ablauf des Zellzyklus voran. Als Gegenspieler fungieren die CdK-Inhibitoren (CKI), die an wichtigen Übergängen die CdK-Funktionen hemmen können. Es gibt verschiedene Typen von Cyclinen (Gruppe A, B usw.), die jeweils gebunden an bestimmte CdKs für bestimmte Phasen des Zellzyklus typisch sind, so zum Beispiel CyclinD/CdK4 und CyclinD/CdK6 für G1. CyclinE/CdK2 stellt den so genannten S-Phase-Promotor dar und ist mitverantwortlich für den Eintritt der Zelle in die Synthese-Phase. CyclinA/CdK2 hingegen veranlasst die Progression durch die S-Phase. Die G2-Cycline (Cyclin A und B) sorgen zusammen mit CdK1 und 2 für den Eintritt in die Mitose, wobei CyclinB/CdK1 (Synonym CDC2, *cell division cycle protein* 2) den so genannten Mitosephase *Promoting Factor* (MPF) bildet. Verschiedene Bedingungen müssen erfüllt sein, damit CdK1 über die Phosphorylierung diverser Substrate den Beginn der Mitose einleitet: CdK1 muss mit seinem Aktivatorprotein Cyclin B assoziiert sein, das seit der S-Phase in der Zelle akkumuliert wird und schließlich in der Mitosephase sein Aktivitätsmaximum erreicht. Die CdK-aktivierende Kinase CAK (ein Komplex aus Cyclin H und CdK7) muss CdK1 an Position 161 phosphorylieren. Den Anstoß gibt schließlich die Phosphatase CDC25C, indem sie die inhibitorische Phosphorylierung an Tyr-14 und Thr-15 aufhebt, wodurch es zu einer schlagartigen Aktivierung des CyclinB/CdK1-Komplexes kommt. Diese führt wiederum über weitere Zwischenschritte zum Eintritt in die Mitose. Dieses komplexe Aktivierungssystem verhindert einen unkontrollierten Mitoseeintritt, da es eine Zellteilung nur unter optimalen Bedingungen erlaubt (zusammengefasst in Pines 1999).

1.2 Zellzykluskontrolle

Das gesunde Überleben eines Organismus ist abhängig vom korrekten Wachstum seiner Zellen, der exakten Verdopplung seiner DNA und der fehlerlosen Verteilung der Schwesterchromatiden auf einwandfreie, zum Wachstum befähigte Tochterzellen. Um dies zu gewährleisten, existieren

Einleitung

im Zellzyklus an den entscheidenden Übergangsstellen Kontrollpunkte (*checkpoints*), an denen bei nicht erfolgreicher Qualitätskontrolle der Fortgang der Zellteilung angehalten werden kann, bis der Schaden behoben ist. Erst wenn sichergestellt ist, dass der vorhergehende Schritt abgeschlossen ist, wird der nächste freigegeben (beschrieben bei Lukas *et al.* 2004; Sancar *et al.* 2004).

Der wichtigste Kontrollpunkt befindet sich in der späten G1-Phase. Hier wird über den Eintritt der Zelle in die Phase der DNA-Replikation entschieden. Es muss eine Reihe von äußeren und inneren Voraussetzungen erfüllt sein, damit die Zelle diesen so genannten Restriktionspunkt passieren kann. Die Zelle kontrolliert, ob sie für eine Teilung groß genug ist und ob keine DNA-Schäden vorliegen (siehe Abschnitt 1.3 und 1.4). Neben diesen inneren Voraussetzungen für eine Zellteilung bestimmen vor allem äußere, durch den Bedarf des Gesamtorganismus determinierte Umstände die weitere Entwicklung der Zelle. So müssen beispielsweise ein angemessenes Nährstoff- und Hormonangebot sowie bestimmte Adhäsionsmoleküle vorhanden sein.

Der zweite Hauptkontrollpunkt ist der G2/Mitose-Kontrollpunkt. Er liegt in der späten G2-Phase. Hier wird kontrolliert, ob die DNA vollständig und fehlerfrei repliziert wurde und ob eventuell Schäden nach Ende der S-Phase entstanden sind. Durch Hemmung des MPF kann die Zelle in G2 blockieren und gewinnt somit Zeit für die Reparatur der DNA, bzw. verhindert die Weitergabe von Mutationen an die Tochterzellen.

Neuste Studien beschreiben den G2/M-*checkpoint* als sehr viel fehlerhafter und ineffizienter als den G1-*checkpoint* (den so genannten *master checkpoint*). Erst ab einem Schwellenwert von 10 bis 20 Doppelstrangbrüchen komme es demnach zur Verhinderung des Eintritts in die Mitose durch den Kontrollpunkt (Lobrich & Jeggo 2007).

An einem weiteren Kontrollpunkt am Ende der Mitose, genauer am Metaphase-Anaphase-Übergang, wird die korrekte Anordnung der beiden Chromosomensätze an der Mitosespindel geprüft.

Neben diesen drei Kontrollpunkten, die jeweils für das Eintreten der Zelle in eine neue Phase des Zellzyklus verantwortlich sind, werden noch zwei weitere Kontrollpunkte beschrieben: der Intra-S-Phase *checkpoint* und der S/M- oder Replikations *checkpoint* (Sancar *et al.* 2004). Diese sind aber nicht als bestimmte Punkte zu verstehen, die je einmal pro Zellzyklus überwunden werden müssen. Vielmehr handelt es sich um konstante Überwachungsmechanismen, die während und nach der Replikation die Integrität des Genoms kontrollieren und bei Bedarf den Zellzyklus verlangsamen oder anhalten können.

Einleitung

1.3 DNA-Schäden

Obwohl die DNA ein sehr stabiles Molekül ist, kommt es spontan oder durch bestimmte Umwelteinflüsse jeden Tag in jeder Zelle zu vielen tausend Veränderungen an der DNA. Zu den DNA-schädigenden Faktoren zählen Hitze, Stoffwechselentgleisungen, viele Chemikalien sowie verschiedene Strahlenarten, wie z.b. ionisierende Strahlen (IR) oder UV-Strahlen. Die meisten Schäden betreffen die Struktur der Nukleotid-Basen, andere (wie Strangbrüche) die Struktur der DNA.

1.3.1 Spontane Veränderungen

Es sind viele verschiedene Basenschäden identifiziert worden. Der wichtigste ist die spontane Entstehung so genannter AP-Stellen durch Desaminierung und Depurinierung der DNA. Bei der Depurinierung kommt es direkt zur Entstehung von Apurin-Stellen. Bei der Desaminierung von Cytosin-Resten entstehen Apyrimidin-Stellen über den Umweg der Uracil-Bildung mit anschließender Auslösung der DNA (*base flipping*) durch die Uracil-DNA-Glykosylase. Diesen Stellen gegenüber kann bei der DNA-Replikation im Prinzip jedes Nukleotid eingebaut werden, wodurch sie besonders anfällig für Mutationen sind. Bei der gleichfalls häufig auftretenden spontanen Oxidation oder ungeregelten Methylierung kommt es ebenfalls zu Basenveränderungen, von denen jedoch nur einige zu Mutationen führen.

1.3.2 Induzierte Schäden

Induziert werden DNA-Schäden zum Beispiel durch UV-Strahlung. Die im normalen Alltag absorbierte Strahlung reicht bereits aus, um zahlreiche Schädigungen zu verursachen. In erster Linie kommt es dabei durch kovalente Quervernetzung benachbarter Nukleotide charakteristischerweise zur Ausbildung von „Thymin-Dimeren", die über einen Cyclobutan-Ring verbunden sind (ca. 85% aller UV-Schäden). Ein weiteres typisches Produkt nach UV-Bestrahlung ist das so genannte TC(6-4)-Photoprodukt, welches ca. 10% der UV-Schäden ausmacht.

Ionisierende Strahlungen (elektromagnetische Strahlen wie Röntgen- und γ-Strahlen sowie die korpuskulären α- und β-Strahlen) führen sowohl zu Basenschäden als auch zu den schwerer wiegenden DNA-Einzel- und Doppelstrangbrüchen (DSB). Die Strahlung gibt beim Eindringen in die Zelle Energie ab und schädigt die DNA direkt oder über die Bildung von Hydroxylradikalen.

Einleitung

Auch bestimmte Chemikalien und radiomimetische Agenzien wie Bleomycin, Neokarzinostatin und Etoposide verursachen DSB. Außerdem kommt es zu DSB im Rahmen natürlicher zellulärer Vorgänge wie der meiotischen Rekombination oder der V(D)J-Rekombination von Immunglobulin- und T-Zellrezeptorgenen (Bassing *et al.* 2002; Lees-Miller & Meek 2003).

1.3.3 Schäden bei Replikation

Neben spontanen DNA-Schäden und denen, die durch äußere Faktoren induziert werden, gibt es noch jene, die während der Replikation entstehen. Zum einen können normale Nukleotide falsch eingebaut werden, zum anderen kommt es zum Einbau der auch immer in geringem Maße vorhandenen „falschen" Nukleotide, die sich z.b. in einer Seitengruppe von den „richtigen" unterscheiden. Die so entstandenen Basenpaarungen sind stets instabiler als die korrekten, da sich die Wasserstoffbrückenbindungen viel häufiger lösen. Die Kettenverlängerung an einem falsch gepaarten Nukleotid ist verzögert, wodurch dessen Erkennung und Reparatur erleichtert wird (siehe Abschnitt 1.5).

1.4 Kontrollpunkt-Signalwege als Antwort auf DNA-Schäden

Die Zellzykluskontrolle ist Teil eines komplexen Netzwerks von Antworten auf DNA-Schäden, welches in seinen Einzelheiten noch weitgehend unverstanden ist. Die Kontrollpunkte können von einem breiten Spektrum extrinsisch oder intrinsisch verursachter DNA-Schäden oder Störungen bei der Replikation aktiviert werden. Die Aktivierung der Kontrollpunkte verhindert einerseits das Fortschreiten des Zellzyklus, andererseits erleichtert es die DNA-Reparatur bzw. die Wiederherstellung der Replikationsgabeln und verhindert somit, dass DNA-Schäden zu vererbbaren Mutationen werden. Ist die DNA-Schädigung zu groß, wird der programmierte Zelltod (Apoptose) eingeleitet.

1.4.1 Einzelne Komponenten der Signalwege

Wie in jeder Signaltransduktionskaskade gibt es auch hier Sensoren, Vermittler und Effektoren (siehe Abbildung 1). Von den Vermittlern wird oft eine Extragruppe der Mediatoren abgegrenzt (Sancar *et al.* 2004). Teilweise werden die Vermittler noch in Aufwärts- (*apical signal transducing kinases*) und Abwärts- (*distal signal transducing kinases*) Vermittler unterteilt (Lukas *et al.* 2004).

Einleitung

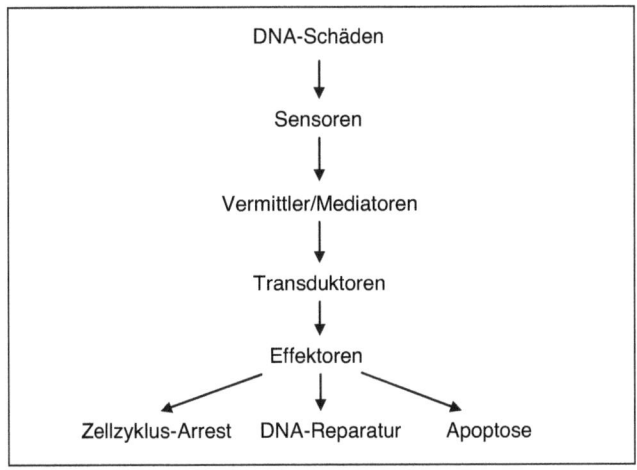

Abbildung 1 **Prinzip der Singnaltransduktionskaskade** am DNA-Schadenskontrollpunkt

In die *checkpoint*-Antwort sind die gleichen Proteine involviert, die normalerweise das Fortschreiten des Zellzyklus regulieren. Viele Proteine der DNA-Schadensbeantwortung sind Produkte von Tumorsupressorgenen. Einige Proteine wie BRCA1 und der MRN-Komplex haben multiple Funktionen im Signaltransduktionsnetzwerk (Zhou & Elledge 2000).

Abhängig von der Zellzyklusphase und der Art des DNA-Schadens (größere Basenschäden verursacht durch UV oder Chemikalien, DSB durch IR oder Radiomimetika) existieren verschiedene Zweige der Signaltransduktion mit unterschiedlicher Initiierung, jedoch oft gemeinsamer Endstrecke. Bestimmte Sensoren erkennen die verschiedenen DNA-Schäden, wobei viele Sensoren eine zentrale Rolle in einem bestimmten *checkpoint* und eine *backup*-Rolle in einem anderen *checkpoint* spielen. Jedoch hat jeder Kontrolpunk unterschiedliche Effektoren. Diese setzen meist an den Cyclin/CdK-Komplexen an, die inaktiviert werden und so die Zellzyklusprogression verhindern (Shackelford *et al.* 1999). Man kann die Kontrollpunkte in DNA-Schadenskontrollpunkte und DNA-Replikationskontrollpunkte unterteilen, obwohl sie sich in vielen entscheidenden Komponenten überschneiden und somit funktionell verlinkt sind.

Die Initiatoren der beiden Hauptzweige der DNA-Schadenssignalkaskaden sind zwei Mitglieder der *PI-3-kinase-like* Familie: ATM (*Ataxia telangiectasia mutated*) und ATR (*ATM-Rad3-related*) (Li & Zou 2005). Der ATM-*pathway* wird eher durch DSB initiiert, während ATR für replikationsspezifische Schäden und für Basenschäden nach Einwirkung von UV-Strahlen und bestimmten Chemikalien verantwortlich ist. Die Aktivierung von ATR erfordert die

Einleitung

Zusammenarbeit mit ATRIP (ATR *interacting protein*) und zwei weiteren Sensorproteinkomplexen: die 9-1-1-Klammer (Rad9-Rad1-Hus1) und den Rad17-Komplex (Li & Zou 2005).

Der MRN-Komplex (Mre11-Rad50-Nbs1) könnte der entscheidende Sensor des ATM-Signalwegs sein, da er für die Schadens-induzierte Chromatinassoziation von ATM (Andegeko *et al.* 2001; Carson *et al.* 2003) und für eine effiziente Autophosphorylierung von ATM (Uziel *et al.* 2003) verantwortlich ist.

Eine Vielzahl von Mediatoren wie TopBP1, 53BP1, Mdc1, Claspin und BRCA1, die meist BRCT- (BRCA1 C-Terminus) Domänen enthalten (Lou *et al.* 2003), übertragen das Schadenssignal auf die beiden Kinasen CHK1 und CHK2. Diese wiederum phosphorylieren Effektorproteine wie die CDC25-Phosphatasen, verschiedene DNA-Reparaturproteine und Transkriptionsfaktoren wie p53 und E2F (Lukas *et al.* 2004). Dies führt über mehrere Zwischenschritte zu einer Hemmung der spezifischen Cyclin/CdK-Komplexe, die für die jeweilige Phasenprogression erforderlich sind.

1.4.2 Der CDC25- und der p53-vermittelte *pathway*

Bei den beiden Kontrollpunkten, die die fundamentalen Ereignisse des Zellzyklus kontrollieren, dem G1/S- und G2/M-Kontrollpunkt, existiert jeweils ein schneller Zweig, der via posttranslationaler Modifikation diverser Effektorproteine eine Verlangsamung oder einen transienten Arrest des Zellzyklus einleitet. Darüber hinaus gibt es einen langsamen Zweig, der erst nach mehreren Stunden über eine Änderung des Transkriptionsprogramms eine Aufrechterhaltung des Arrests bedingt und durch das Protein p53 vermittelt wird. Im Gegensatz dazu führt der Intra-S-Phase-*checkpoint* nur zu einer transienten reversiblen Verzögerung des Zellzyklus – dies geschieht hauptsächlich über die Verhinderung neuer Replikationsursprünge (Lukas *et al.* 2004).

Je nach Art des DNA-Schadens führt die ATM/ATR-Aktivierung über CHK1 und CHK2 zu einer Phosphorylierung von CDC25. Die hierdurch inaktivierten Phosphatasen können nun nicht mehr ihre Zielkomplexe, den S-Phase-Promotor (Cyclin E/CdK2) und den MPF (Cyclin B/CdK1), aktivieren. Obwohl CDC25A eher dem G1/S-Checkpoint und CDC25C eher dem G2/M-*checkpoint* zugeschrieben wird, gibt es auch hier Redundanz. So sind alle drei Mitglieder der CDC25-Familie (CDC25A, B und C) positive Regulatoren des MPF (Mailand *et al.* 2002; Donzelli & Draetta 2003).

Nach dem schnellen Anhalten des Zellzyklus erfolgt nach einigen Stunden ein p53-vermittelter Zellzyklusarrest. Die Funktion des Proteins p53 wird über dessen Konzentration und

Einleitung

Phosphorylierungsgrad gesteuert. So kann p53 sowohl von ATM/ATR als auch von CHK1/2 phosphoryliert werden. Die p53-Konzentration wird von der Aktivität seines negativen Regulators MDM-2 (*mouse double minute*) bestimmt, der an p53 gebunden zu einem schnellen p53-*turnover* führt. Die somit in unbeschädigten Zellen sehr niedrige p53-Konzentration steigt nach DNA-Schäden innerhalb von wenigen Minuten stark an, da eine ATM-abhängige Phosphorylierung von MDM-2 dessen Einfluss auf p53 verhindert (Khosravi *et al.* 1999; Maya *et al.* 2001).

P53 wirkt als Transkriptionsfaktor und beeinflusst die Transkriptionsrate von fast 100 Genen. Es bindet als Tetramer an die DNA und führt über eine p21-Induktion zu einem Zellzyklusarrest (G1-Block) oder leitet mithilfe des BAX-Gens die Apoptose ein. Auch bei der Aufrechterhaltung des Zellzyklusarrests am G2/M-Kontrollpunkt spielt p53 die zentrale Rolle. Über eine Expression der 14-3-3-Proteine verhindert es bei DNA-Schäden die Aktivierung des Cyclin B/CdK1-Komplexes und somit den Eintritt in die Mitose.

Durch die Fähigkeit zur Initiierung eines längerfristigen Zellzyklusarrests ist das Protein p53 eine entscheidende Kontrollinstanz für die Unversehrtheit der DNA, daher wird es auch als „Wächter des Genoms" bezeichnet (Lane 1992). Die Bedeutung von p53 für die Zellzykluskontrolle wird ersichtlich, wenn man bedenkt, dass bei über 50 % aller bösartigen Tumoren eine Mutation im Gen von p53 in den Krebszellen zu finden ist (Carson & Lois 1995).

Die Abbildung 2 zeigt eine stark vereinfachte Übersicht über die beiden DNA *damage checkpoints*. Es sei ausdrücklich darauf hingewiesen, dass aufgrund der Komplexität des Signalwegnetzwerks und der daran beteiligten Proteine hier nur einzelne Zweige dargestellt werden können.

Einleitung

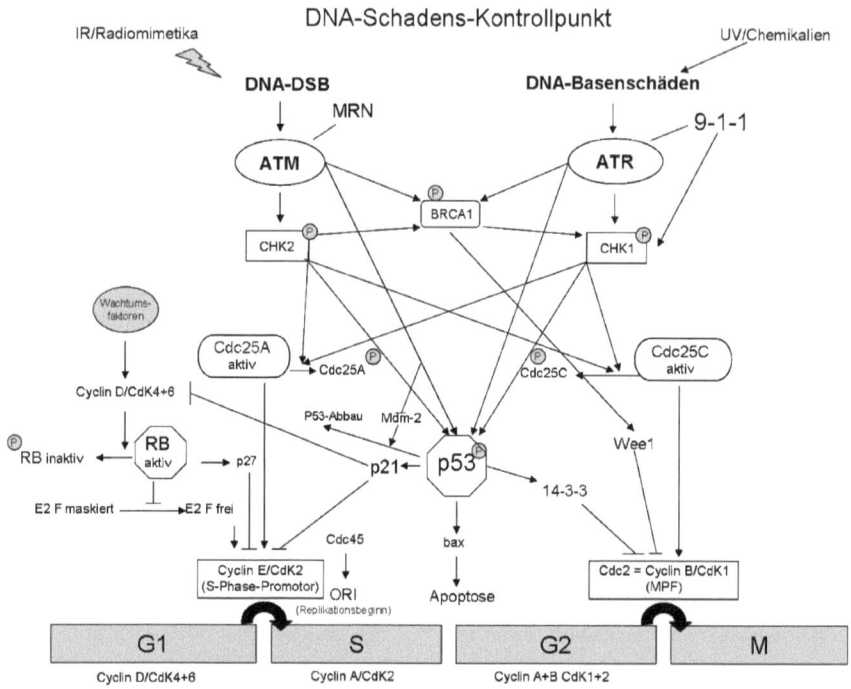

Abbildung 2 **Übersicht über wichtige Signalwege des DNA-Schadenskontrollpunkts.** Dargestellt sind jeweils der schnelle (außen) und der langsame (innen) *pathway* des G1/S und des G2/M-Kontrollpunkts und deren Quervernetzungen. Pfeile markieren eine Aktivierung, Querbalken eine Hemmung.

1.4.3 Die Rolle von BRCA1

Das Brustkrebs-Tumorsuppressorgen BRCA1 kodiert ein großes Protein mit einem Molekulargewicht von 220 kDa. Es enthält, wie viele Proteine, die in die DNA-Schadensbeantwortung oder in die Aufrechterhaltung der genetischen Stabilität involviert sind, BRCT-Domänen (Bork *et al.* 1997). BRCA1 ist an vielen zellulären Prozessen beteiligt, wie der Aufrechterhaltung von Chromatin-Strukturen, DNA-Reparatur, Rekombination, Zellzykluskontrolle und Transkriptionsregulation (Pfeiffer *et al.* 2004). Die genaue Rolle bei den einzelnen Vorgängen ist jedoch noch weitgehend unklar. ATM und ATR interagieren direkt mit BRCA1 (Lukas *et al.* 2004) und CHK2 (Zhou & Elledge 2000) während BRCA1 wiederum notwendig für die Aktivierung von CHK1 ist (Yarden *et al.* 2002) und somit *upstream* von CHK1 in der Signalkaskade positioniert sein muss (Lee 2002). BRCA1 reguliert Schlüsseleffektoren des G2/M-Kontrollpunktes: Es kontrolliert die Expression,

Einleitung

Phosphorylierung und Lokalisation von CDC25C, Cyclin B/CdK1 und der inhibitorischen Wee1-Kinase und ist somit grundlegend an der Mitoseregulation beteiligt (Yarden *et al.* 2002). BRCA1 ist an verschiedenen DNA-Reparaturwegen wie der homologen Rekombination (HR), aber auch dem *non homologous end joining* (NHEJ) beteiligt (siehe Abschnitt 1.5.2) und ist somit essentiell für die Reparatur von DSB (zusammengefasst bei Durant & Nickoloff 2005 und Scully & Livingston 2000). Wang *et al.* sehen BRCA1 als Teil eines großen Proteinkomplexes namens BASC (*BRCA1 associated genome surveillance complex*), der neben den Reparaturproteinen MSH2, MSH6 und MLH1 die Schadenssignalproteine ATM, BLM, den Replikationsfaktor C (RFC) und den MRN-Komplex enthält (Wang *et al.* 2000).

Ein Defekt in BRCA1 führt aufgrund des Verlusts der Zellzykluskontrolle und verschiedener DNA-Reparaturmechanismen zu der vermehrten Entwicklung von Mamma- und Ovarialkarzinomen. So ist es zusammen mit BRCA2-Defekten für 5-10% aller Brustkrebsfälle verantwortlich. Bei weiblichen Mutationsträgerinnen dieser autosomal dominant vererbten Gendefekte besteht ein Lebenszeitrisiko von 60-80% für die Entwicklung eines Mammakarzinoms der familiären Form (Lee & Boyer 2001) und von 40% für die Ausbildung eines Ovarialkarzinoms (Antoniou *et al.* 2003). Bei den sporadischen Mammakarzinomen kommt es hingegen nicht zum BRCA1-Verlust, jedoch findet man in 30% dieser Fälle eine verminderte Expression dieses Genprodukts. Neuere Studien zeigen weiterhin, dass Mutationen im BRCA1-Gen auch eine Rolle bei der Entstehung einer Vielzahl anderer Malignome, wie z.b. Magen- und Pankreaskarzinomen zu spielen scheinen (Friedenson 2005). Dies wird durch die vielfache Einbindung des BRCA1-Gens in die Zellzykluskontrolle erklärt.

1.5 DNA-Reparatur

Da eukaryontische Zellen ein bemerkenswert effizientes DNA-Reparatursystem haben, werden die meisten spontanen oder induzierten DNA-Veränderungen schnell repariert, so dass nur etwa 0,1% als permanente Mutationen bestehen bleiben. Da wiederum nur ein Bruchteil der DNA kodierende Sequenzen enthält und bestimmte Basenveränderungen (z.b. die dritte Base eines Tripletts) oft keine Konsequenzen für das Genprodukt haben (stumme Mutationen), bleiben viele Mutationen folgenlos. Es gibt drei große Kategorien der DNA-Reparatur: Die Exzisionsreparatur, das Korrekturlesen während und nach der Replikation und die Reparatur von Doppelstrangbrüchen.

Einleitung

1.5.1 Exzisionsreparatur und Korrekturlesen

Bei der Exzisionsreparatur werden einzelne defekte Basen oder Nukleotide ausgeschnitten und ersetzt. Schäden, die über die Exzisionsreparatur eliminiert werden, betreffen in der Regel nur einen DNA-Strang, da hierbei der intakte komplementäre Strang als *template* dienen kann. Es wird zwischen der Basenexzisionreparatur (BER) und der Nukleotidexzisionsreparatur (NER) unterschieden (Sancar *et al.* 2004). Durch die BER werden hauptsächlich veränderte DNA-Basen und AP-Stellen aus der DNA entfernt. Die NER hingegen entfernt viele verschiedene, oft durch äußere Einflüsse entstandene DNA-Schäden, die die DNA-Helix deformieren, die Basenpaarung stören und damit den normalen Ablauf von Transkription und Replikation behindern, wie z.b. Thymindimere nach UV-Bestrahlung, unförmige Basenmodifikationen (*bulky adducts*) durch bestimmte Chemikalien (DMBA oder 1-NA) oder das Schimmelpilzgift Aflatoxin.

Das Korrekturlesen (engl. *proofreading*) repariert die bei der Replikation entstandenen Basenfehlpaarungen. Da die unkorrekten Paarungen instabiler sind als die Standard-Basenpaarungen und dadurch die Geometrie der DNA verändern, werden sie durch die 3'-5'-Exonuklease erkannt und das falsche Nukleotid durch einen Rückwärtsschritt des Enzyms wieder herausgeschnitten, bevor weiter polymerisiert wird. Die wenigen nicht erkannten falsch eingebauten Nukleotide führen zu dauerhaften Falschpaarungen (so genannten *mismatches*), die aber nicht notwendigerweise Mutationen nach sich ziehen, da sie noch durch die postreplikative *mismatch* Reparatur (MMR) korrigiert werden können. MMR spielt nicht nur bei der Erkennung von Basenfehlpaarungen während der Replikation eine wichtige Rolle, sondern auch bei der Reparatur von kleinen Insertions-/Deletionsfehlpaarungen von bis zu acht Nukleotiden und von DNA-Schäden durch chemische Agentien, z.B. Basenfehlpaarungen an alkylierten DNA-Basen.

1.5.2 Reparatur von Doppelstrangbrüchen

DSB entstehen nicht nur durch ionisierende Strahlung. Sie treten auch natürlicherweise im Zusammenhang mit der DNA-Replikation (als Konsequenz eines Replikationsgabel-Arrests oder -Kollapses) und verschiedenen Rekombinationsprozessen auf. Da bei DSB kein intakter Strang als Matrize zur Verfügung steht, handelt es sich um potentiell gefährliche DNA-Schäden, die zu großen genetischen Imbalancen führen können. Ohne ein effizientes Reparatursystem käme es zu Deletionen und Translokationen und dadurch zu einer extremen Disposition für maligne Entartungen (Lees-Miller & Meek 2003). Bei der Reparatur von DSB spielen zahlreiche Gene eine Rolle, die sonst in andere zelluläre Prozesse involviert sind. Dessen Dysfunktionen stellen häufig die Grundlagen verschiedener Chromosomenbruchsyndrome dar (Digweed 2003). Zur

Einleitung

Beseitigung von DSB stehen der Zelle prinzipiell zwei Reparaturmechanismen zur Verfügung: die homologe Rekombination (HR) und die Nicht-homologe-End-zu-End-Verknüpfung (*non homologous end joining*, NHEJ) (Pfeiffer *et al.* 2000).

Da bei der homologen Rekombination die Schwesterchromatide mit der identischen DNA-Information als Vorlage zur Reparatur genutzt wird, ist die HR nur während der späten S- und der G2-Phase möglich, da die Zellen hier über einen bereits replizierten Chromosomensatz verfügen (Lukas & Bartek 2004; Lukas *et al.* 2004). Durch die HR kommt es zur vollständigen Wiederherstellung der Erbinformation (*error free*). Der Prozess läuft in drei Schritten ab: Die 5'-3'-Exonukleaseaktivität des MRN-Komplexes erzeugt an beiden Seiten des Doppelstrangbruchs 3'-überhängende Einzelstränge. Rad51 identifiziert (zusammen mit weiteren Proteinen) die homologe Sequenz auf der Schwesterchromatide; es kommt zur Stranginvasion und zum Strangaustausch zwischen den 3'-Überhängen des geschädigten Moleküls und dem homologen Abschnitt. Durch DNA-Polymerasen werden die fehlenden Nukleotide ergänzt und durch Ligasen die Enden verschlossen. Schließlich erfolgt die Auflösung dieser so genannten *Holliday*-Strukturen durch Resolvasen (zusammengefasst in Pfeiffer *et al.* 2004). Neben MRN und Rad51 spielt noch eine Reihe anderer Proteine und Proteinkomplexe eine Rolle bei der Homologen Rekombination: Rad52, ein aus mindestens 9 Einzelfaktoren zusammengesetzter Komplex, ist zum Beispiel für den Aufbau von Rad51 verantwortlich. Auch Rad54, Rad55, Rad57, BRCA1 und BRCA2 sind an der HR beteiligt, wobei deren präzisen Rollen bislang weitgehend unklar sind (Sancar *et al.* 2004).

Bei noch nicht repliziertem Chromosomensatz, also vor allem während der G1-Phase, steht das *Non-homolous-end-joining* zur DSB-Reparatur zur Verfügung, bei der keine Matrize benötigt wird. Beim NHEJ bindet ein Heterodimer aus KU70 und KU80 an die freien DNA-Enden des Doppelstrangbruchs. Daran bindet wiederum die katalytische Untereinheit der DNA-abhängigen Proteinkinase (DNA-PKcs), die dadurch aktiviert wird und somit zu einer Phosphorylierung von p53 und anderen Signalwegproteinen führt. Der so entstandene Komplex führt die freien DNA-Enden zusammen und stabilisiert so den Reparaturkomplex während der nachfolgenden enzymatischen Modifikationen, bei denen die Enden prozessiert werden. Zum Schluss werden die zurechtgestutzten DNA-Enden durch die Ligase IV, die mithilfe des Adapterproteins XRCC4 an den KU-Komplex bindet, wieder zusammengefügt. So ist die Kontinuität des DNA-Strangs wieder hergestellt (Übersicht bei Lees-Miller & Meek 2003; Pastwa & Blasiak 2003).

Obwohl es beim NHEJ zwangsläufig zum Verlust von Erbinformation kommt (*error prone*), ist das Mutationsrisiko aber wegen des geringen Prozentsatzes an kodierender bzw.

Einleitung

genmodulatorischer Sequenz nicht sonderlich hoch und die Wahrscheinlichkeit für funktionelle Schäden in jedem Fall kleiner als bei Nichtreparatur. NHEJ spielt vermutlich quantitativ die Hauptrolle bei der Entfernung von DSB, die durch ionisierende Bestrahlung oder radiomimetische Agentien entstanden sind. Auch für die V(D)J-Rekombination ist sie essentiell, während die HR eher für die Reparatur zusammengebrochener Replikationsgabeln in der S-Phase verantwortlich ist.

1.6 MCPH1-Gen

Mit dem PCC (*Premature chromosome condensation*) -Syndrom (OMIM 606858) wurde 2002 von Neitzel *et al.* erstmalig eine kongenitale Zellzyklusstörung beschrieben, bei der es zu elementaren Veränderungen bei der Chromosomenkondensation kommt.

Die autosomal-rezessive Erkrankung zeichnet sich klinisch durch eine ausgeprägte primäre Mikrozephalie (-8 bis -12 SD) mit moderater mentaler Retardierung aus (Jackson *et al.* 2002; Trimborn *et al.* 2004). Diagnostiziert wurde die Krankheit zunächst bei in Berlin lebenden Kindern libanesischer Herkunft und bei Kindern zweier pakistanischer Familien, wobei es sich bei allen drei Elternpaaren um konsanguine Verbindungen handelt (siehe Abbildung 3a und b). Inzwischen sind noch einige weitere Patienten mit MCPH1-Mikrozephalie bekannt.

Während die Eltern einen unauffälligen Chromosomenbefund aufweisen, zeigen die Zellen der betroffenen Kinder einen hohen Anteil Prophase-ähnlicher Kerne (*prophase like cells*, PLC) in Lymphozyten, lymphoblastoiden Zellen (*lymphoblastoid cell lines*, LCL) und Fibroblasten (siehe Abbildung 3c). Die Zellen mit kondensiertem bzw. kondensierendem Chromatin machen bei den Patienten in proliferierenden Kulturen einen Anteil von ca. 10-20% aus. Bei Kontrollen befindet sich hingegen durchschnittlich nur 1% der Zellen in der Prophase. Dieser hohe Anteil ist Folge sowohl einer vorzeitigen Kondensation in der frühen G2-Phase kurz nach Beendigung der S-Phase (Neitzel *et al.* 2002) als auch einer verzögerten Dekondensation nach der Mitose in der G1-Phase (Trimborn *et al.* 2004). Die gesamte Zellzykluslänge ist nicht verändert. Auch findet sich keine erhöhte Sensitivität gegenüber DNA-alkylierender Clastogene wie Bleomycin oder DNA-Crosslinkern wie Mitomycin C (Neitzel *et al.* 2002).

Einleitung

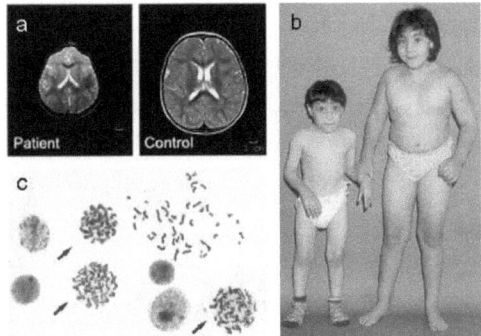

Abbildung 3 (a) **Schädel-MRT** eines 18-Monate alten Kindes mit MCPH1-Mikrozephalie (links) im Vergleich mit einer altersgleichen Kontrolle (rechts). Die Gehirngröße ist auf ungefähr ein Drittel reduziert. (b) **Zwei Patienten mit MCPH1-Mutation**. (c) **Zellulärer Phänotyp**. Die Pfeile markieren Zellen mit vorzeitiger Chromosomenkondensation (aus Dissertation Trimborn 2005).

Das bei diesem Syndrom mutierte Gen MCPH1 bzw. BRIT1 (*BRCT-repeat inhibitor of hTERT expression*) ist seit einiger Zeit bekannt (Jackson *et al.* 2002; Trimborn *et al.* 2004). Es liegt auf Chromosom 8p23 und umfasst 2508 Basenpaare kodierender Sequenz. Das Gen kodiert im Wildtyp ein Protein von 835 Aminosäuren Länge. Die beiden beschriebenen Kinder mit Mutationen in MCPH1-Gen haben jeweils eine Punktmutation in Form einer Insertion eines Basenpaares. Diese führt zu einer *frameshift*-Mutation und damit zur Generierung eines vorzeitigen Stopcodons (T143NfsX5). Dadurch kommt es zur Beendigung der Translation am Ribosom und das als Microcephalin (Jackson *et al.* 2002) bezeichnete Protein wird nicht synthetisiert. Es wurden bisher verschiedene andere Mutationen beschrieben, darunter frühe trunkierende Mutationen, eine Deletion der ersten 9 Exons des Gens sowie eine Punktmutation (S25X, delE1_E9, T27R).

Das MCPH1-Gen enthält drei BRCT (BRCA1 C-terminale) -Domänen (Woods *et al.* 2005). BRCT-Domänen finden sich vor allem bei Schlüsselproteinen der Zellzyklus- und DNA-Schadenskontrolle (Huyton *et al.* 2000). Tatsächlich beschreiben zwei Arbeiten einen Defekt des DNA *damage checkpoints* in U2OS-Zellen nach siRNA-*knockdown* des MCPH1-Gens. Bei den siRNA-transfizierten Zellen kam es zu einem deutlichen Verlust des G2/M und des Intra-S-Phase *checkpoints* nach ionisierender Bestrahlung. Außerdem waren in diesen Zellen die Protein- und RNA-Konzentrationen zweier wichtiger Gene der DNA-Schadenskontrolle, BRCA1 und CHK1, erniedrigt (Xu *et al.* 2004; Lin *et al.* 2005).

Einleitung

Bereits 2003 wurde das MCPH1-Gen als transkriptionaler Repressor von hTERT, der katalytischen Untereinheit der humanen Telomerase, identifiziert. Die Telomeraseaktivität verhindert das zelluläre Seneszenz-Programm und findet sich vor allem in Stammzellen, jedoch auch in vielen Tumorzellen. In den meisten somatischen Zellen wird sie hingegen unterdrückt. Da viele Tumorsuppressor-/Onkogen-*pathways* in die hTERT-Repression involviert sind, wird MCPH1/BRIT1 seither als potentielles Tumorsuppressorgen angesehen (Lin & Elledge 2003). Die genaue Einbindung von MCPH1 in den DNA-Schadenskontrollpunkt ist ungeklärt und umstritten. So beobachteten Lin *et al.* (2005) schon wenige Minuten nach ionisierender Bestrahlung eine nukleäre Foci-Bildung von MCPH1 und eine Lokalisierung dieser Foci an den DNA-Schadensstellen, markiert durch die Akkumulation etablierter DNA *damage response* Proteine wie MDC1, 53BP1, NBS1 und phosphoryliertes ATM. Sie postulierten daher eine sehr proximale Rolle von Microcephalin im hierarchischen Netz des DNA *damage pathways* (Lin *et al.* 2005; Rai *et al.* 2006).

Eine andere Arbeitsgruppe hingegen sieht dessen Funktion unterhalb von CHK1 im ATR *pathway* (Alderton *et al.* 2006). Sie verglich die Antwort von Zellen mit trunkierenden MCPH1-Mutationen auf genotoxischen Stress mit ATR-Seckel-Syndromzellen. Das Seckel-Syndrom wird durch hypomorphe Mutationen in ATR oder durch Defekte im ATR *pathway* verursacht und zeigt ähnliche klinische Merkmale wie das PCC-Syndrom: eine Mikrozephalie und eine mentale Retardierung. Weiterhin findet man bei den Seckel-Syndrompatienten eine postnatale Wachstumsretardierung – eine Eigenschaft, die auch für einige MCPH1-Patienten beschrieben wurde. Im Gegensatz zu anderen Mikrozephalie-Syndromen wie dem *Nijmegen Breakage Syndrom* oder dem Ligase IV-Defizit wurden für das MCPH1- und das Seckel-Syndrom jedoch bisher weder eine Immundefizienz noch eine erhöhte Krebsprädisposition berichtet.

In den Studien wurde die Replikationsrate nach UV-Bestrahlung und Behandlung mit dem Replikationsinhibitor Hydroxyurea (HU) bestimmt und sowohl für die Seckel-Syndrom- als auch für die MCPH1-defizienten Zellen ein fehlender Zellzyklusarrest festgestellt. Außerdem fanden diese Studien eine weitere ATR-unabhängige Funktion von MCPH1 in der Aufrechterhaltung der inhibitorischen CdK1-Phosphorylierung, welche einen vorzeitigen Mitoseeintritt verhindert (Alderton *et al.* 2006; O'driscoll *et al.* 2006).

Die genauen Funktionen von MCPH1 sind noch nicht hinreichend aufgeklärt. Der klinische und zelluläre Phänotyp weisen auf eine Rolle bei der Neurogenese und bei der Regulation der Größe des zerebralen Kortexes hin. Als negativer Regulator der Chromosomenkondensation ist es am Eintritt in die Mitose beteiligt (Trimborn *et al.* 2004; Trimborn *et al.* 2006). Weiterhin ist eine

Einleitung

Einbindung des MCPH1-Gens in den DNA *damage checkpoint* und somit ein Einfluss auf die genomische Stabilität wahrscheinlich (Bartek 2006; Chaplet *et al.* 2006). Die Vorstellung einer Störung der Zellzyklusregulation bei neuronalen Progenitorzellen bietet einen attraktiven Erklärungsansatz für die primäre Mikrozephalie (Jackson *et al.* 2002; Bartek 2006). Die Tatsache, dass in vielen Krebszelllinien erniedrigte MCPH1-Konzentrationen nachgewiesen wurden, bekräftigt die These, dass es sich bei MCPH1 um ein neues Tumorsuppressorgen handeln könnte. Die vollständige Aufklärung seiner Funktionen und Interaktionspartner könnte somit langfristig neue Erkenntnisse für die Krebsforschung hervorbringen (Rai *et al.* 2006).

1.7 Zielsetzung dieser Arbeit

Ziel dieser Arbeit ist eine weitere Charakterisierung des beim PCC-Syndrom mutierten Gens MCPH1. Die Arbeit beschäftigt sich vor allem mit der bisher ungeklärten Rolle von MCPH1 bei der Zellzyklusregulation. Dazu sollen einerseits die relativen Mengen der Zellzyklusproteine BRCA1 und CHK1 in Zellen mit trunkierenden MCPH1-Mutationen mittels Westernblot und *Real Time* PCR bestimmt werden. Weiterhin soll eine Analyse des G2/M *damage checkpoints* mithilfe der Durchflusszytometrie Aufschlüsse über die Fähigkeit der Zellen zur DNA-Schadenserkennung und –reparatur nach ionisierender Bestrahlung geben. Hierfür liegen lymphoblastoide Patientenzelllinien der Berliner Kinder (Patient 1 und 2), der pakistanischen Familien (Patient 3 und 4) sowie eines Patienten mit einer Missense-Mutation (T27R) am Institut für Humangenetik der Charité vor. Zusätzlich stehen humane Krebszelllinien zur Verfügung, bei denen (nach Trimborn *et al.* 2004) durch siRNA ein transienter *knockdown* von MCPH1 induziert werden kann.

Letztendlich soll der Frage nach der evolutionären Konserviertheit von MCPH1 und nach dessen Rolle bei anderen Säugetieren nachgegangen werden. Nach einer transienten Herunterregulierung des MCPH1-Orthologs in einer Mauszelllinie soll der zelluläre Phänotyp beschrieben werden. Dies würde einen ersten wichtigen Schritt zur Entwicklung eines zukünftigen Tiermodells darstellen.

2 Material und Methoden

2.1 Material

2.1.1 Geräte

Zentrifugen	Biofuge 15, Heraeus
	Minicentrifuge, Fischer Scientific
	Megafuge 2.0, Heraeus
Mikroskope	Invertoskop, Zeiss
	Mikroskop Laborlux S, Leitz
Elektrophorese und Westernblot	Electrophoresis Power Supply PS 3003, Gibco
	Geltray, Elektrophoresekammer, Renner
	UV-Transilluminator, UVP
	X-Cell SureLock Elektrophoresekammer, Invitrogen
	X-Cell II Blot Module, Invitrogen
	Mini Trans-Blot
	Electrophoretic Transfer Cell, BioRAD
Zellkultur	Lamin Flow Werkbank CA/REVK, Clean Air
	Begasungsbrutschrank 6220, Heraeus
FACS-Gerät	BD LSR – BD, Bioscience
PCR	Mastercycler + Mastercycler gradient, Eppendorf
Real Time PRC	7500 Real-Time PCR System, Applied Biosystem
Sonstige Geräte	Heizblock Thermostat 5329, Eppendorf
	Vortex Vibrofix VF1, Jahnke&Kunkel
	Wippschüttler Shaker DRS-12, neoLab
	Pipetten, Gilson/Eppendorf
	Wärmeplatte, Medax
	Ultraschallstab Sonifier 450, Branson
	Röntgenstrahlenquelle (Ua = 100 kV, I = 10 mA, Filter 0,3 mm Ni, Dosisrate: 2,1 Gy/min), Muller MG 150

2.1.2 Verbrauchsmaterial, Reagenzien und Enzyme

Die üblichen Laborchemikalien und Reagenzien (z.B. Bromophenolblau, BSA, DTT, Essigsäure, Ethanol, Giemsa, Glycerol, KCL, Methanol, NaAcid, Paraformaldehyd, SDS, Tris, Tween 20) wurden in p.A. Qualität von den Herstellern Merck, neoLab, Roth und Sigma bezogen.

Material und Methoden

AmpliTaq DNA Polymerase und PCR-Puffer, PerkinElmer

Antioxidant, Invitrogen

DAPI, Serva

ECL Detection System und Advanced ECL Detection System, Amersham

Hybond P PVDF Membran, Amersham

Hyperfilm ECL, Amersham Kaliumchlorid (KCl), Merck

Laborhandschuhe Peha-soft, Hartmann

Magermilchpulver, frema

MagicMark XP Proteingrößen-Standard, Invitrogen

M-MLV Reverse Transcriptase RNase H und PCR-Puffer, Promega

NuPAGE 4-12% Bis-Tris- und Tris-Acetat-Gele, Invitrogen

NuPage Antioxidanz, Invitrogen

NuPage MOPS-SDS Running-Buffer 20-fach, Invitrogen

NuPage Transfer-Buffer 20-fach, Invitrogen

Nukleotide (dNTPs), Promega

Objektträger und Deckgläschen (verschiedene Größen), Menzel

Oligofectamin, Invitrogen

PBS (pH 7,4): 140 mM NaCl, 2,7 mM KCL, 8 mM Na_2PO_4, 1,4 mM KH_2PO_4

Pipettenspitzen, Eppendorf

Random Primers, Promega

Reaktionsgefäße (verschiedene Größen), Eppendorf

RNeasy RNA isolation Mini Kit, Qiagen

SeeBlue Plus2 Pre-stained Proteingrößen-Standard, Invitrogen

TaqMan Universal PCR Master Mix 2-fach, Applied Biosystems

TBS (pH 7,5): 20 mM Tris, 150 mM NaCl

Whatmanfilter, Schleicher & Schuell

2.1.3 Zellkulturmaterial

Dulbecco's Mod. Eagle Medium, Gibco

Earles Mod. Eagle Medium, Gibco

OptiMEM, Invitrogen

RPMI 1640, Biochrom

Trypsin-EDTA, PAA

Fetales Kälberserum, Biochrom

Penicillin/Streptomycin, Gibco BRL

Trypsin, Gibco

Sterile Einwegmaterialien (Pipetten, Zellkulturgefäße, Röhrchen, Petrischalen), Falcon/Beckton-Dickinson/Nunc

Material und Methoden

2.1.4 Puffer

Die genaue Zusammensetzung der verwendeten Puffer wird im Methodenteil beschrieben.

2.1.5 siRNA-Duplizes

siRNA-Duplizes von Qiagen/Dharmacon

Bezeichnung	Sequenz des Sense-Strangs von 5' nach 3'
Mm-mcph1-1	GGGAGAGGAUUGUAAUGUAdTdT
Mm-mcph1-2	GCCACAGGAUAUAGUGAAAdTdT
MCPH1-2	CUCUCUGUGUGAAGCACCUdTdT
MCPH1-Xu1	AGGAAGUUGGTTGGAUCCAdTdT
MCPH1-Xu4	UGAUGUACCUAUUCUCUUAUU
MCPH1-Xu5	GAUAAGAGAUUUCAGAAGAUU
Non-silencing Kontroll-siRNA	UUCUCCGAACGUGUCACGUdTdT

2.1.6 Zelllinien

EBV-transformierte lymphoblastoide Zelllinien (Institut für Humangenetik, Charité)

Bezeichnung	Zelllinie (Mutation)
Patient 1, 2	562, 563 (T143NfsX5)
Patient 3, 4	656, 657 (S25X)
Patient 5	135 (T27R)
AT-Zelllinie	389 (Ataxia Teleangiectasia-Zelllinie)
Kontrolle 1	868
Kontrolle 2	053
Kontrolle 3	587
Kontrolle 4	1001
Kontrolle 5	SWEIG

Adhärente Zelllinien

Bezeichnung	Zelllinie (Mutation), Herkunft
Patient 1 SV	562, SV-40-transformierte MCPH1-Zelllinie (T143NfsX5), Institut für Humangenetik, Charité
LN9 SV	LN9, SV-40-transformierte Kontrollzelllinie, Institut für Humangenetik, Charité
HeLa	Cervix-Karzinom-Zellen, DZS
U2OS	humane Osteosarkom-Zellen, DZS
PT67	amphotrope Verpackungszelllinie (Maus): RetroPack PT67, Clonetech

Material und Methoden

2.1.7 Antikörper

Antikörper	Aus Spezies, Firma
Anti-H3-P-Ser10	Rabbit, Cell Signalling
Anti-BRCA1	Mouse, Calbiochem/Santa Cruz
Anti-CHK1	Mouse, Santa Cruz
Anti- α-Tubulin	Mouse, Sigma
Anti-ß-Actin	Rabbit, abcam
Anti Mouse HRP	Sheep, Amersham
Anti Rabbit HRP	Donkey, Amersham

2.1.8 PCR-Primer und TaqMan-Proben

Alle Primer und TaqMan-Proben wurden von der Firma TIB Molbiol bezogen.

Primer	Sequenz von 5' nach 3'
MCPH1 Forward	GTAAAGCTCGTTTCGGTGCTCT
MCPH1 Reverse	AAATTAAAATCTTTGGGCTGCATACA
MCPH1 Probe	FAM-AGCTGGAGCACACATTGATGAATCATTGT
BRCA1 Forward	GCTGAATGAGCATGATTTTGAAGTC
BRCA1 Reverse	GGCCCATAGCAACAGATTTCTAG
BRCA1 Probe	FAM-CTGGGATTCTCTTGCTCGCTTTGGA
CHK1 Forward	GCTCCTCTAGCTCTGCTGCAT
CHK1 Reverse	GAGAGAAGTCCAAATTGGATTGAATG
CHK1 Probe	FAM-TCCACTGGGAGACTCTGACACACCACC
HPRT Forward	AAAACAATGCAGACTTTGCTTTCC
HPRT Reverse	GTCAAGGGCATATCCTACAACAAACT
HPRT Probe	YAK-TCCAAAGATGGTCAAGGTCGCAAGC
ß-Actin Forward	AGCCTCGCCTTTGCCGA
ß-Actin Reverse	CTGGTGCCTGGGGCG
ß-Actin Probe	FAM-CCGCCGCCCGTCCACACCCGCC

2.1.9 Software

FACS-Daten: WinMDI 2.8 und Cylchred
Real Time PCR 7500; Applied Biosystems

Material und Methoden

2.2 Methoden

2.2.1 Zellkultur

Adhäsionszellkultur

Die adhärenten Zelllinien wurden in einem Brutschrank bei 37° Celsius, 5% CO_2 und 95% relativer Luftfeuchtigkeit kultiviert. Zwei Mal pro Woche, kurz bevor eine konfluente Zelldichte erreicht war, wurden die adhärent wachsenden Zellen mit Trypsin abgelöst und in Abhängigkeit von der jeweiligen Proliferationsgeschwindigkeit im Verhältnis 1:5 bis 1:20 verdünnt und in neuem Medium ausgesät. Als Medium verwendete ich für die HeLa-Zellen Earles MEM, für alle anderen Zelllinien Dulbecco's MEM (jeweils mit 10% Fetalem Kälberserum, 100 µg/ml Penicillin und 3µg/ml Streptomycin).

Suspensionszellkultur

Die lymphoblastoiden Zelllinien wurden in RPMI-Medium (mit 15% fetalem Kälberserum, 100µg/ml Penicillin und 3µg/ml Streptomycin) im 37°C-Brutschrank kultiviert. Kam es nicht durch ein Experiment zur Entnahme von Zellen, wurde einmal pro Woche die Hälfte der vorher aufgeschüttelten Zellensuspension entnommen, verworfen und die Flaschen auf 80% des Ausgangsvolumens mit frischem Medium aufgefüllt (Konzentration ca. 3×10^5 Zellen/ml). Jeweils vier Tage später wurde den Flaschen die fehlenden 20% Medium hinzu gegeben, so dass das ursprüngliche Volumen wiederhergestellt war.

2.2.2 Chromosomenpräparation

Die adhärent wachsenden Zellen wurden zunächst mit Trypsin vom Flaschen- bzw. Plattenboden gelöst, in Aufarbeitungsröhrchen überführt und 10 min bei 170 g zur Zellsedimentierung zentrifugiert. Bei den Suspensionszellen (LCLs) entfiel der Ablösungsschritt. Der Überstand wurde bis auf 0,5 ml abpipettiert und die Zellen in der verbleibenden Flüssigkeit resuspendiert. Nach der Zugabe von 5 ml 0,4%-iger Kalium-Chlorid (KCl)-Lösung wurden die Zellen für 10 min im 37°C-Wasserbad inkubiert, danach erneut zentrifugiert, der Überstand abgenommen und die Zellen resuspendiert. Als nächstes erfolgte die zunächst tropfenweise, dann langsame Zugabe von 5 ml Fixativ (Methanol/Eisessig, 3:1), mit dem die Zellen gründlich vermischt wurden. Anschließend wurde erneut zentrifugiert, abpipettiert und resuspendiert. Nachdem das Fixativ noch zwei Mal gewechselt wurde, konnten 1 bis 2 Tropfen der Zellsuspension auf mit Alkohol geputzte Objektträger getropft werden. Die getrockneten Objektträger wurden für eine Zeitdauer von 10 min in 4%-iger Giemsa-Lösung (Azur-Eosin-Methylenblau, Merck) in Phosphatpuffer pH 6,8 (0,025 M) gefärbt, mit H2O gewaschen und luftgetrocknet. Anschließend wurden die Objektträger mit Vitro-Clud (Langenbrink) und 76 x 26 mm großen Deckgläschen versiegelt und über Nacht ausgehärtet. Die Auswertung erfolgte unter dem Lichtmikroskop (siehe Abbildung 4). Es wurden im Allgemeinen mindestens 1000 Zellkerne ausgewertet und dabei zwischen Interphase-Kernen, Prophasen bzw. Prophase-ähnliche Zellen und Mitosen unterschieden.

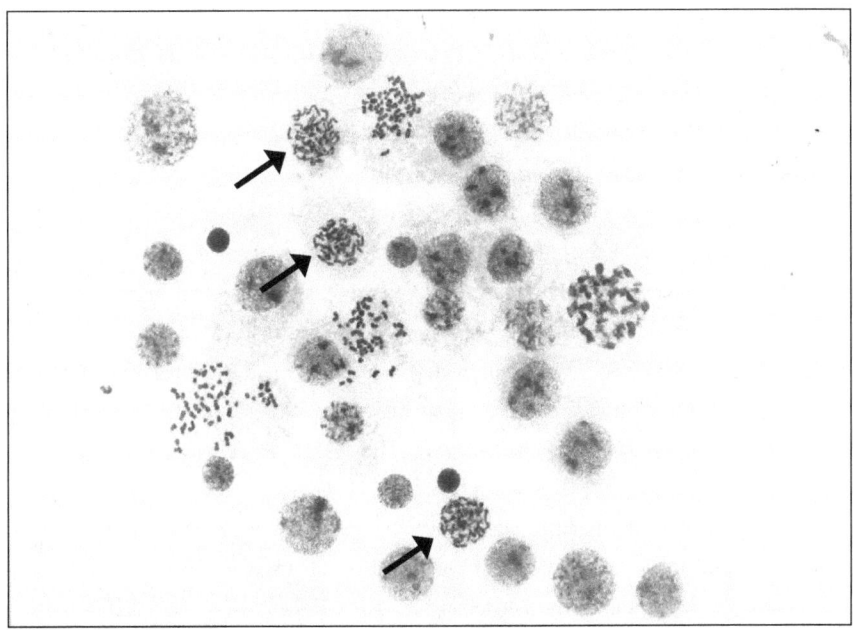

Abbildung 4 **Lichtmikroskopische Ansicht einer lymphoblastoiden Zelllinie mit MCPH1-Mutation.** Neben einigen Mitosen und vielen Interphase-Kernen erkennt man mehrere Prophase-ähnliche Zellen (siehe Pfeile) mit kondensierten Chromosomen, aber vorhandener Kernmembran.

2.2.3 RNA Interferenz

Seit der Entschlüsselung des menschlichen Genoms sind zwar sämtliche ca. 30 000 Gene sequenziert, deren Funktionen aber noch zu großen Teilen unbekannt. Um die Wirkung eines bestimmten Gens zu verstehen, versucht man, dieses gezielt auszuschalten beziehungsweise zu modulieren und somit dessen Proteinsynthese zu hemmen.

RNA Interferenz (RNAi) ist ein wirksames Verfahren der sequenzspezifischen, posttranskriptionalen Herunterregulierung eines Gens (*gene silencing*). Dabei wird ein 21 bis 23 Nukleotid langer Abschnitt (siRNA, *short interference* RNA) homolog zu einer bestimmten

Material und Methoden

Sequenz des auszuschaltenden Gens in Form eines RNA-Doppelstranges (dsRNA) mithilfe eines Liposoms in die Zielzellen transferiert. Dort wird ein Strang der siRNA in den RNA-*inducing-silencing-complex* (RISC) aufgenommen. Dieser erkennt und spaltet spezifisch die komplementäre Ziel-mRNA, wodurch die Translation und somit die Synthese des entsprechenden Genprodukts verhindert wird (Tuschl 2001). Im Optimalfall erhält man eine *knockdown*-Effizienz von > 90 %, d.h. bei den transfizierten Zellen findet sich ein auf 10 % des Ausgangswerts reduziertes Proteinniveau.

Ich benutzte die siRNA Technik dazu, das MCPH1-Gen auszuschalten bzw. die Expression von Microcephalin herunterzuregulieren. Dazu wurden am 1. Tag 75.000 bis 200.000 Zellen pro Ansatz in 2 ml Medium (DMEM/10%FKS) in 35 mm-Durchmesser-Platten ausgesät. Am 2. Tag erfolgte die erste Transfektion. Dafür wurden zunächst pro Ansatz 60 µl der Lösung A (20% Oligofectamin in OptiMEM) und 212 µl der Lösung B (je nach Experiment 1,06-4,24 mmol der entsprechenden siRNA in OptiMEM) angesetzt. Neben verschiedenen siRNA-Duplizes gegen MCPH1 wurde immer ein *non-silencing* Kontroll- siRNA-Ansatz mitgeführt, der nachgewiesenermaßen nicht zur Herunterregulierung von Genen führt. Nach einer 5-minütigen Inkubation bei Raumtemperatur wurden die beiden Lösungen (A und B) vermischt und weitere 20 min inkubiert. Anschließend konnte der 272 µl-Ansatz tropfenweise auf die Zellen pipettiert und diese über Nacht bei 37°C inkubiert werden.

Die zweite Transfektion erfolgte 24 Stunden später analog zur ersten mit dem Unterschied, dass zuvor ein Zellmediumwechsel stattgefunden hatte. Am letzten Tag (48 Stunden nach der 1. Transfektion) wurden die Zellen mit Trypsin abgelöst und konnten nun entweder für die Durchflusszytometrie, Proteinlysatherstellung, RNA-Isolierung oder für eine Chromosomenpräparation verwendet werden. Bei einem der durchflusszytometrischen Versuche erfolgte der Ablösungsschritt erst 72 Stunden nach der 1. Transfektion.

2.2.4 Westernblot

Allgemeine Einführung

Der Westernblot ist eine Methode zur vergleichenden Quantifizierung spezifischer Proteine innerhalb eines Proteingemischs. Dabei trennt man zunächst die Proteine gelelektrophoretisch auf. Im Rahmen dieser Arbeit kam dazu die so genannte SDS-PAGE (Sodium Dodecyl Sulfate-Polyacrylamid-Gelelektrophorese) zum Einsatz. SDS ist ein anionisches Detergenz, welches dazu genutzt wird, auf hydrophoben Wechselwirkungen beruhende Bindungen innerhalb des Proteins aufzulösen, woraufhin die höheren Proteinstrukturen (Sekundär- Tertiär- und Quartärstrukturen) verloren gehen. Außerdem überlagert SDS die Eigenladungen der Proteine.

Material und Methoden

Die negativ geladenen und linearisierten Proteine können nun im elektrischen Feld ihrem Molekulargewicht entsprechend aufgetrennt werden, da kleinere Proteinmoleküle schneller durch das Netzwerk des Gels zur Anode wandern als große. Der SDS-PAGE folgt der eigentliche Westernblot, nämlich der elektrophoretische Proteintransfer auf eine Polyvinylidendifluorid-(PVDF-)Membran, die sich durch eine hohe Bindekapazität für Proteine auszeichnet.

Vor Beginn der Nachweisreaktion ist es notwendig, die unspezifischen Proteinbindungsstellen abzublocken, wozu z.b. Magermilchpulver verwendet wird. Daraufhin erfolgt die Inkubation der Membran mit dem antigenspezifischen, unmarkierten Primärantikörper und anschließend mit dem speziesspezifischen, markierten Sekundärantikörper, der gegen den konstanten Teil des an das Protein gebundenen Primärantikörpers gerichtet ist. Die von uns verwendeten HRP- (Meerrettichperoxidase-) konjugierten Sekundärantikörper erlauben eine anschließende Entwicklung mit dem „*enhanced chemical luminescence*"-Detektionssystem. Die fluoreszierenden Proteinbanden können durch Auflegen eines Röntgenfilms visualisiert werden.

Herstellung von Proteinlysaten aus LCLs/Fibroblasten

Die Zellen wurden in Aufarbeitungsröhrchen überführt, mit je 4 ml steril filtriertem 1xPBS aufgefüllt und 10 min bei 170g zentrifugiert. Nach vorsichtigem Abkippen des Überstandes wurden weitere 4 ml PBS hinzugefügt und das Zellsediment darin resuspendiert. Danach wurde erneut zentrifugiert, der Überstand diesmal vorsichtig abpipettiert und die Zellen gründlich aufgeschüttelt. Als nächstes wurden die Zellen in flüssigem Stickstoff schockgefroren und 1 µl Laemmli-Puffer (1 x SDS Probenpuffer: 60 mM Tris, pH 6.8, 1% SDS, 10% Glycerol, 0.01% Bromophenolblau und 0.1 M DTT) pro 5000 LCLs bzw. pro 1000 Zellen hinzu gegeben. Der Ansatz wurde durchpipettiert und gevortext, in 2 ml-Eppis überführt und anschließend mit 12 Intervallen sonifiziert. Gelagert wurden die fertigen Zelllysate bei -20° Celsius.

Gelelektrophorese

Zuerst wurde die entsprechende Menge Proteinlysat entnommen, für 2 min auf 98°C erhitzt und die Proteine dadurch denaturiet. Das Gel (NuPAGE Novex 4-12% Bis-Tris-Gel oder NuPAGE Tris Acetat, beides von Invitrogen) wurde gemäß Herstellerangaben in die Elektrophorese-Kammer eingebaut und der Laufpuffer (50 mM MOPS, 50 mM Tris-Base, 0,1% SDS, 1mM EDTA, pH 7,7) eingefüllt. Anschließend konnten die Proteinlysate in die Gelkammern pipettiert werden, wobei in die erste und letzte Spur ein vorgefärbter (SeeBlue Plus2) oder erst bei der

Material und Methoden

Visualisierung sichtbar gemachter Molekularmassenmarker (Magic Mark) geladen wurde. Die elektrophoretische Proteinauftrennung erfolgte für ca. eine Stunde bei 200 Volt.

Westernblot

Nach dem Befreien des Gels aus seiner Hülle wurde es auf eine gleichgroß zugeschnittene PVDF-Membran (vorher 5 Minuten in 100% Methanol aktiviert und mindestens 10 min in Transfer-Puffer äquilibriert) gelegt und von beiden Seiten mit vorher in Transfer-Puffer (25 mM Bicine, 25 mM Bis Tris, 1mM EDTA, pH 7,2) eingeweichten Watman-Filterpapieren und Schaumstoffschwämmen eingepackt. Das Sandwich konnte nun, wie vom Hersteller beschrieben, in das Blotmodul gesteckt werden, wobei das Gel zur Kathode, bzw. die Membran zur Anode zeigte, damit der Proteintransfer vom Gel auf die Membran stattfinden konnte. Der Transfer-Puffer wurde in die Kammer gefüllt. Anschließend konnte entweder über Nacht bei 20 Volt im 4°C-Kühlraum oder für 1,5 Stunden bei 100 Volt im Eisbad geblottet werden.

Proteindetektion (Blocken, Antikörperinkubation und Visualisierung)

Nach kurzem Spülen der Membran in TBS folgte ein einstündiges Blocken in 5% Magermilchpulver in TBS-T (20 mM Tris, pH 7,5, 150 mM NaCl, 0,05% Tween 20) bei Raumtemperatur. Danach wurde die Membran 5 mal 5 min in TBS-T gewaschen und anschließend für eine Stunde bei Raumtemperatur mit dem 1. Antikörper inkubiert (verdünnt, je nach Antikörper 1:50 bis 1:2000 in 1%BSA/0,05%NaAzid in TBS-T). Der 2. Antikörper wurde 1:10000 in Blocking-Lösung angesetzt. Nach einem erneuten Waschschritt (5 mal 5 min in TBS-T) wurde die Membran für eine weitere Stunde mit dem 2. Antikörper inkubiert.
Einem letzten Waschschritt folgte nun die Detektion mittels einer Detektionsreagenzmischung (Amersham Bioscience, je 1 ml Reagenz 1 und 2), mit der die Membran für eine Minute benetzt wurde. Anschließend konnte man mit der fluoreszierenden Membran einen Röntgenfilm belichten und diesen in der Dunkelkammer entwickeln.

2.2.5 Polymerase-Kettenreaktion

Mithilfe der Polymerase-Kettenreaktion (*polymerase chain reaction*, PCR) können selbst kleinste DNA-Mengen abschnittsweise amplifiziert und somit spezifisch nachgewiesen werden. Das Mitte der 80er Jahre entdeckte Prinzip (Saiki *et al.* 1986) ist recht einfach: Zuerst werden die Proben auf über 90°C erhitzt und dadurch die Doppelhelix der Ausgangs-DNA (*template*) aufgeschmolzen. Durch Abkühlen der Probe auf 60°C hybridisiert das spezifische Primerpaar (kurze Oligonukleotide) an die beiden Enden des zu amplifizierenden Abschnitts der

Material und Methoden

aufgeschmolzenen Einzelstränge (*Annealing*) und bildet so die beiden Startpunkte für die Polymerase, die nun komplementäre Gegenstränge synthetisieren kann (Elongation). Die optimale Arbeitstemperatur der von uns verwendeten thermostabilen Taq-Polymerase (aus dem in 70°C heißen Quellen lebenden Bakterium **T**hermus **aq**uaticus) liegt bei 72°C. Auf diese Weise kommt es zu einer annähernden Verdopplung der DNA-Menge. Durchläuft die Probe dieses Temperaturprofil 30 bis 45 mal, erhält man aufgrund des exponentiellen Wachstums große DNA-Mengen der gewünschten Sequenz. Das PCR-Produkt kann nun mithilfe der Agarosegelelektrophorese durch Vergleich mit einem mitgeführten Standard in seiner Größe abgeschätzt werden.

In der vorliegenden Arbeit wurde die PCR-Methode zum Nachweis einer erfolgreichen mRNA-Isolierung mit anschließender Reverser Transkription angewandt (siehe Abschnitt 2.2.6). Dafür verwendete 10% PCR-Puffer 10-fach (inkl. 15 mM $MgCl_2$), 1% Taq Polymerase (5U/µl), 2% Nukleotide (10mM), je 3,3% Primer (10µM, *Forward/Reverse*) und 3,3-6,7% cDNA in sterilem desionisierten Wasser. An eine initiale Denaturierung (6 min bei 95°C) schlossen sich 40-45 PCR-Zyklen an (je 30 Sekunden 94°C, 60°C und 72°C), gefolgt von einer finalen Elongation (5 min bei 72°C).

2.2.6 RNA-Präparation und Reverse Transkription

Da mithilfe der PCR nur doppelsträngige DNA amplifiziert werden kann, muss, wenn RNA nachgewiesen werden soll, diese nach der Isolierung in komplementäre DNA (cDNA) umgeschrieben werden. Dies geschieht durch die Reverse Transkription.

Die RNA-Präparation erfolgte mit dem RNeasy Mini Kit von Qiagen. Es sollten mindestens 50 000 Zellen pro Ansatz zur Verfügung stehen. Adhärent wachsende Zellen wurden vorher abtrypsiniert, Suspensionszellen konnten direkt in 1,5 ml-Eppis überführt werden. Die Präparation erfolgte nach den Angaben des Herstellers. Die RNA wurde jeweils mit 30 µl RNAse-freiem Wasser eluiert.

Zur cDNA-Synthese wurden zu 10 µl RNA je 0,4 µl randomisierte Hexamerprimer (200 pmol/µl, Promega) gegeben, 5 min auf 70° erhitzt und dann auf Eis gekühlt. Nach Zugabe des Master Mixes (1,25 µl Nukleotide 10 mM, 1 µl M-MLV Reverse Transcriptase RNase H (-) (Promega), 5 µl Puffer (5x) (Promega) und 0,75 µl RNase freies Wasser) wurden die Ansätze erst 10 min bei Raumtemperatur inkubiert, dann eine Stunde auf 55°C und abschließend 15 min auf 70°C erwärmt. Der Erfolg der Reversen Transkription wurde mithilfe der PCR (siehe

Material und Methoden

Abschnitt 2.2.5) überprüft und die Proben anschließend bei -20°C gelagert. Sie konnten nun als *template* bei der Quantitativen *Real Time* PCR eingesetzt werden.

2.2.7 Quantitative Real Time PCR

Seit den Anfängen der PCR wurden permanent neue Anwendungsmöglichkeiten entwickelt, wovon die *Real Time* PCR eine ist. Durch die Detektion der amplifizierten PCR-Produkte während des Reaktionsablaufs ermöglicht sie eine Quantifizierung des Ausgangsmaterials.

Das wohl bekannteste und auch älteste ist das so genannte Taq-Man-Prinzip (Livak *et al.* 1995), bei dem sich die sonst nicht beachtete 5'-3'-Exonukleaseaktivität der Taq-Polymerase zunutze gemacht wird. Zusätzlich zu den üblichen PCR-Reagenzien wird der Reaktion ein Oligonukleotid (sog. Hydrolysesonde) beigefügt, das komplementär zu einer zwischen den beiden Primern liegenden Sequenz ist. Die Sonde wird an ihrem 5'-Ende mit einem Phosphatrest blockiert, damit sie nicht als *template* dienen kann. Sie ist mit zwei Substanzen markiert: am 5'-Ende befindet sich ein Reporter-, am 3'-Ende ein Quenchermolekül. Das Reportermolekül (z.B. 6-Carboxyfluoreszin, FAM) sendet nach Anregung durch Licht einer bestimmten Wellenlänge ein Fluoreszenzsignal aus. Wenn sich das Quenchermolekül (z.B. 6-Carboxy-Tetramethyl-Rhodamin, TAMRA) in räumlicher Nähe zum Reportermolekül befindet, absorbiert dieses das Licht, da das Anregungsspektrum des Quenchers dem Emmisionsspektrum des Reporters entspricht. Dieses Prinzip wird als Fluoreszenz Resonanz Energietransfer (FRET) bezeichnet (Cardullo *et al.* 1988). Die räumliche Nähe ist solange gegeben, wie sich Reporter und Quencher in der entweder freien oder an die DNA hybridisierten Sonde befinden. Ist dies der Fall, wird kein Fluoreszenzsignal ausgesandt. Während der PCR wird nun die Sonde durch die 5'-3'-Exonukleaseaktivität der Taq-Polymerase abgebaut und somit Reporter und Quencher voneinander getrennt. Der Quencher kann jetzt das Fluoreszenzsignal des Reporters nicht mehr unterdrücken, weshalb die Fluoreszenz zunimmt. Mit jedem Zyklus werden mehr Sonden abgebaut und damit mehr Reporter freigesetzt. Das Fluoreszenzsignal steigt direkt proportional zur Anzahl der neu synthetisierten PCR-Amplifikate und kann während der Reaktion gemessen werden.

Die Verwendung verschiedener Oligonukleotid-Sonden erlaubt theoretisch eine Multiplex-PCR, praktisch ist die Zahl jedoch begrenzt, da sich die Emmisionsspektren der gemessenen Fluorochrome möglichst wenig überlappen sollten. Man vergleicht nun sinnvoller Weise in einem Ansatz die Expression des Zielgens mit der eines *housekeeping*-Gens (HKG), von dem man annimmt, dass es in den untersuchten Ansätzen in einer konstanten Menge exprimiert, d.h. nicht reguliert wird. Die Auswertung der Analyse erfolgt nach der so genannten $\Delta\Delta CT$-Methode

Material und Methoden

(Livak & Schmittgen 2001), wobei der CT-Wert („*threshold cycle*") die Zyklenzahl ausdrückt, bei der ein eindeutiger Anstieg der Reporter-Fluoreszenz über das Grundrauschen ermittelt werden kann, also in der exponentiellen bzw. linear logarithmischen Vermehrungsphase (siehe Abbildung 5).

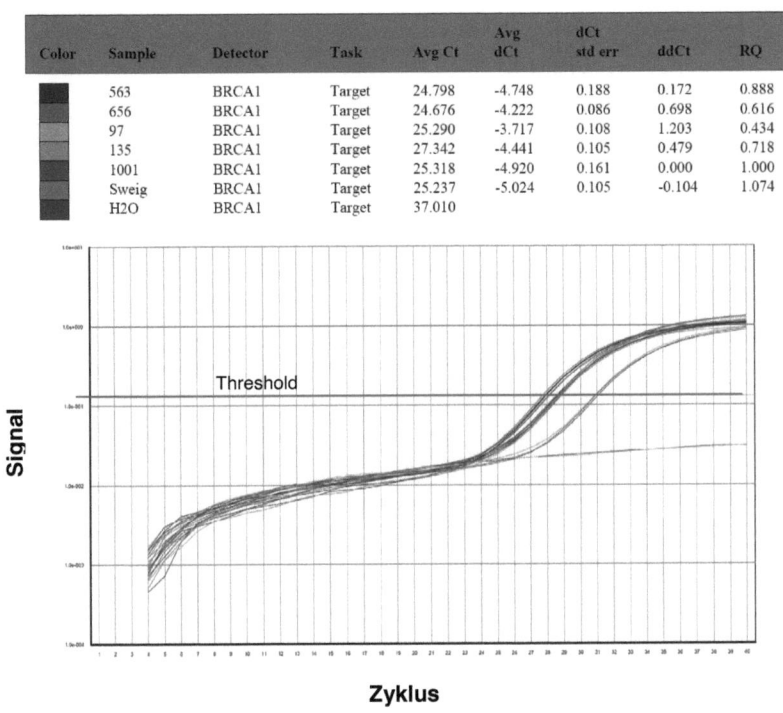

Abbildung 5 **Beispielhafte Auswertung** (oben) und **Kurve** (unten) einer Messung der cDNA-Menge von BRCA1 in Patientenzellen und Kontrollzellen mit *Real Time* PCR 7500 (Applied Biosystems).

Subtrahiert man den CT-Wert des Zielgens von dem des *housekeeping*-Gens, erhält man den ΔCT Wert. Zur Berechnung der Relativen Quantität vergleicht man nun wiederum den ΔCT Wert der zu untersuchenden Patientenzelllinie mit dem von gesunden Kontrollzellen und kommt so zu dem $\Delta\Delta$CT-Wert. Die Relative Quantität (RQ) berechnet sich durch

$$RQ = 2^{-\Delta\Delta CT},$$

wobei mit der Basis 2 von einer Produkt-Verdopplung je Zyklus ausgegangen wird. Praktisch liegt diese Zahl unter optimierten Reaktionsbedingungen bei 1,7-1,9 (mit einer Spannbreite von

Material und Methoden

1,5 bis über 2), weswegen man nicht direkt auf die ursprüngliche *template*-Menge schließen kann. Im Ergebnisteil dieser Arbeit wird vor allem mit dem Logarithmus des RQ-Werts gearbeitet (logRQ), wobei eine Relative Quantität von 2 einem logRQ von 0,3 und eine RQ von 0,5 einem logRQ von -0,3 entspricht usw..

Da es in unserem Fall nur um eine grobe relative Quantifizierung ging, wurde auf aufwendigere, kompliziertere und nicht unbedingt genauere Berechnungsverfahren verzichtet, die die PCR-Effizienz berücksichtigen (Pfaffl 2004).

In der vorliegenden Arbeit bediente ich mich der *Real Time* quantitativen PCR, um auf mRNA-Ebene Expressionsunterschiede der DNA-Reparaturgene BRCA1 und CHK1 in MCPH1-defizienten Patientenzellen im Vergleich zu Kontrollen zu untersuchen. Auch nutzte ich sie zur Bestimmung der MCPH1-*knockdown*-Effizienz sowie der BRCA1 und CHK1-RNA-Mengen nach RNA *interference* (siehe Abschnitt 2.2.3) in U2OS-Zellen. Ein Ansatz setzte sich wie folgt zusammen:

Reagenzien	Volumen pro Ansatz
TaqMan Universal PCR Master Mix 2x	15 µl
Sonde Zielgen (3µM)	1 µl
Primer Zielgen forward (5µM)	1 µl
Primer Zielgen reverse (5µM)	1 µl
Sonde HKG (3µM)	1 µl
Primer HKG forward (5µM)	1 µl
Primer HKG reverse (5µM)	1 µl
Steriles desion.Wasser	8-8,5 µl
cDNA	0,5-1µl
Gesamt	30 µl

Als *housekeeping*-Gene (HKG) dienten HPRT und ß-Actin. Die Proben durchliefen im Allgemeinen 40-45 Zyklen, wobei der Denaturierung für 15 Sekunden bei 95°C ein kombinierter *Anealing-/*Elongationsschritt für 60 Sekunden bei 60°C folgte. Gemessen und ausgewertet wurde mit dem 7500 *Real Time* PCR System von Applied Biosystems.

2.2.8 Durchflusszytometrie

Prinzip der Durchflusszytometrie

Mithilfe der Durchflusszytometrie ist es möglich, Zellen aufgrund ihrer Größe und Struktur zu vermessen und sie gleichzeitig durch fluoreszenzmarkierte Antikörper hinsichtlich verschiedener Oberflächeneigenschaften und intrazellulärer Zusammensetzung zu unterscheiden. Das

Material und Methoden

Anwendungsspektrum ist vielfältig und reicht von Absolutzellzahlbestimmungen über verschiedene funktionelle Untersuchungen und Zelltypisierungen bis hin zu DNA- und Zellzyklusanalysen.

Die lebenden oder zuvor fixierten Zellen werden in einer Suspensionslösung in einem laminaren Probenstrom an einem Laserstrahl vorbeigeführt, der monochromatisches und durch eine Fokussierungslinse gebündeltes Licht einer bestimmten Wellenlänge aussendet (z.b. 488 nm bei einem Argonionenlaser). Die Zellen verursachen zum einen eine gewisse Streuung des Lichts, zum anderen emittieren sie das Laserlicht in einer anderen Wellenlänge, wenn sie zuvor mit Fluorochromen markiert wurden. Ein komplexes optisches System aus verschiedenen Linsen, Spiegeln und Filtern trennt die abgehende Strahlung nach ihren Wellenlängenbereichen auf und erlaubt so die Detektion der jeweiligen unterschiedlichen Lichtsignale.

Das nach vorne abgelenkte Licht dient als Maß für die Größe der Zellen und wird als Vorwärtsstreulicht, *Forwardscatter* oder FSC bezeichnet, das in einem 90°-Winkel gemessene Seitwärtsstreulicht (*Sidescatter*, SSC) ist abhängig von der Zellgranularität, der Membranfaltelung und der äußeren Zellform. Somit liefert bereits die Messung unmarkierter Zellen wichtige Informationen über die Zellpopulation (siehe Abbildung 6). Setzt man nun die Zellgröße mit der Granularität in Beziehung (FCS gegen SSC), kann man durch Festlegung bestimmter Schranken (*gates*) die Zellpopulation definieren und somit die toten Zellen, Zelldetritus und Zellagglutinate aus der weiteren Analyse ausschließen.

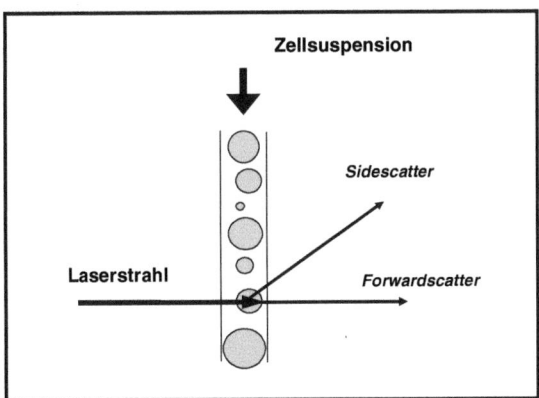

Abbildung 6 **Prinzip der Durchflusszytometrie**. Die Zellsuspension wird in einem laminaren Strom am Laserstrahl vorbeigeführt. Das nach vorne gestreute Licht (*Forwardscatter*) wird vom Vorwärtsstreulichtdetektor gemessen und beschreibt die Größe der Zellen. Das seitlich abgelenkte Licht (*Sidescattter*) lässt Rückschlüsse auf die Zellgranularität zu.

Material und Methoden

Sind die Zellen mit bestimmten fluoreszenzmarkierten Primär- oder Sekundärantikörpern oder direkt mit Fluoreszenzfarbstoffen markiert, wird ein Teil der Lichtenergie durch das entsprechende Fluorochrom absorbiert und als Fluoreszenzlicht einer höheren Wellenlänge emittiert. Es ist möglich, in einer Probe bis zu vier verschiedene Antikörper gleichzeitig zu detektieren, wenn deren Fluorochrome zwar über das gleiche Anregungsspektrum, jedoch über möglichst verschiedene Emissionsspektren verfügen.

H3P- und DAPI-Färbung für die Zellzyklusanalyse in der Durchflusszytometrie

In Zusammenarbeit mit dem Humangenetischen Institut in Würzburg nutzte ich die Technik der Durchflusszytometrie zur Zellzyklusanalyse und zur Kontrolle des G2/M-Kontrollpunkts nach Bestrahlung von MCPH1-insuffizienten Zellen (Patientenzellen sowie Krebszellen nach si*RNA-knockdown* von MCPH1). Als Fluorochrom diente DAPI (4',6-Diamidino-2-Phenylindol), welches an die AT-Basenpaare bindet und somit die DNA direkt anfärbt (Absorptionsmaximum bei 345 nm, Emissionsmaximum bei 455 nm und Anregungswellenlänge von 360-370 nm). Da Zellen in verschiedenen Phasen des Zellzyklus einen unterschiedlichen DNA-Gehalt haben, kann man aufgrund der DAPI-Färbung die Zellzyklusverteilung analysieren. Zellen in der G1-Phase weisen einen einfachen, Zellen in G2 oder in der Mitose hingegen einen doppelten Chromosomensatz auf. In der S-Phase liegt der DNA-Gehalt dazwischen. Da uns aber vor allem der G2/M-*Checkpoint* interessierte, verwendeten wir außerdem einen direkt markierten Antikörper (Alexa Fluor 488r, Anregungswellenlänge 488 nm, Absorptionsmaximum 495 nm, Emmisionsmaximum
519 nm), der spezifisch an phosphoryliertes Histon H3 (H3P) bindet und somit die Zellen in der Mitose identifiziert.

Die Zellen wurden mit unterschiedlichen Dosen bestrahlt und danach für einen bestimmten Zeitraum erneut im Brutschrank inkubiert. Pro Ansatz wurden mindestens 1 000 000 LCLs oder 200 000 adhärente Zellen in spitze Falcon-Röhrchen überführt, abzentrifugiert (10 min, 170g, Raumtemperatur) und der Überstand vorsichtig bis auf ca. 0,1 ml abgekippt. Anschließend wurden die Zellen mit 1 ml 2%PFA(w/v) in PBS fixiert, resuspendiert und für 10 min bei 37 °C inkubiert. Danach wurde erneut zentrifugiert, der Überstand auf 0,1 ml abpipettiert, resuspendiert und die Zellen auf Eis gestellt. Zum Permeabilisieren wurde pro Ansatz 0,9 ml 100%Methanol hinzugeben (Endkonzentration 90%) und die Proben 30 min auf Eis inkubiert. Alternativ konnten die Zellen in diesem Zustand für einige Tage bei -20°C gelagert werden.

Nach erneutem Abzentrifugieren (10 min, 170g, Raumtemperatur) und Abkippen des Überstandes auf 0,1 ml wurden die Zellen in 3 ml 5%BSA(w/v) in PBS gewaschen,

Material und Methoden

anschließend erst 10 min mit 0,1 ml 5%BSA/PBS und dann mindestens eine Stunde mit je 1 µl α-H3-P (#9708, Alexa Fluor ® 488r, Cell Signaling) im Dunkeln inkubiert. Einem erneuten Waschschritt mit 3 ml 5%BSA/PBS folgte die Färbung mit 0,5-1 ml DAPI/5%BSA/PBS (Endkonzentration 2 µg/ml) für 30 min bei 4°C im Dunkeln. Gemessen wurden die Proben mit dem BD-LSR-Durchflusszytometer, welches mit zwei Lasern ausgestattet ist (einem Argonionenlaser mit einer Anregungswellenlängen von 488 nm und einem UV-Laser mit 325 nm). Die Auswertung erfolgte mit den Computerprogrammen WinMDI 2.8 und Cylchred (siehe Abbildung 7).

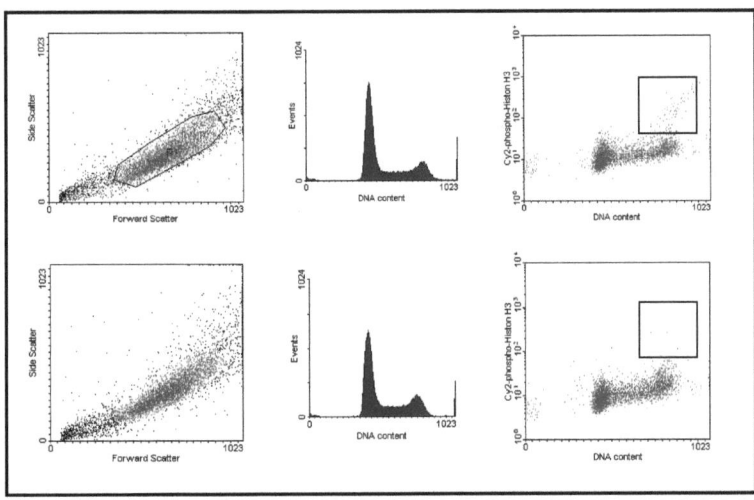

Abbildung 7 **Beispiel der durchflusszytometrischen Analyse** einer MCPH1-Zelllinie (Patient 3) unbestrahlt (oben) und nach Bestrahlung mit 4 Gy (unten): **links** wurde auf der x-Achse (*Forward Scatter*) die Zellgröße und auf der y-Achse (*Side Scatter*) die Zellgranularität aufgetragen. Die in den **mittleren** beiden Abbildungen im linken *peak* dargestellten Zellen weisen einen niedrigen DNA-Gehalt auf, entsprechen somit Zellen in der G1-Phase, während im rechten *peak* Zellen aus G2 und M aufgrund ihres doppelten Chromosomensatzes gemeinsam dargestellt sind. Die **rechte** Abbildung vergleicht den DNA-Gehalt (x-Achse) mit der Signalintensität für phosphoryliertes Histon H3 und identifiziert somit die Zellen in der Mitose (Rechteck).

3 Ergebnisse

In der vorliegenden Arbeit sollten MCPH1-defiziente Zellen hinsichtlich ihrer Fähigkeit zur DNA-Schadenserkennung und -reparatur untersucht werden. Im Vorfeld dieser Arbeit fanden zwei verschiedene Arbeitsgruppen neben einer Beeinträchtigung des Intra-S-Phase-*checkpoints* und des G2/M-*checkpoints* (siehe Abschnitt 1.6) nach siRNA-*knockdown* von MCPH1 in der humanen Krebszelllinie U2OS auch eine Herunterregulierung der beiden Zellzyklusproteine BRCA1 und CHK1 (Xu *et al.* 2004; Lin *et al.* 2005). Im Rahmen dieser Arbeit sollten nun verschiedene Experimente zur DNA-Schadenserkennung und -reparatur an MCPH1-Patientenzellen gemacht werden, da Defekte in dem Ausmaß, wie in den beiden o.g. Arbeiten beschrieben, weit reichende klinische Konsequenzen für die MCPH1-Patienten hätten. Für diese Versuche standen Zellen mit trunkierenden MCPH1-Mutationen (Patient 1 und 2: T143NfsX5, Patient 3 und 4: S25X) sowie eine Zelllinie mit einer Missense-Mutation (Patient 5: T27R) zur Verfügung.

Des Weiteren sollten analog zu den Arbeiten von Xu *et al.* (2004) auch Versuche an U2OS-Zellen nach RNAi durchgeführt werden. Der letzte Abschnitt dieses Teils der Arbeit beschäftigt sich mit der Erzeugung des zellulären PLC-Phänotyps nach Herunterregulierung des Mcph1-Gens in einer Mauszelllinie als Vorarbeit für ein zukünftiges Tiermodell.

3.1 Versuche mit Zellen von MCPH1-Patienten

3.1.1 Relative BRCA1 und CHK1-Proteinmengen in Patientenzellen

Xu *et al.* (2004) und Lin *et al.* (2005) haben in ihren Arbeiten eine Herunterregulierung von BRCA1 und CHK1 nach RNA Interferenz gegen MCPH1-mRNA nachgewiesen. Daher bestimmte ich die relativen Proteinmengen von BRCA1 und CHK1 in lymphoblastoiden Zelllinien von MCPH1-Patienten mit trunkierenden Mutationen. Das BRCA1-Protein hat ein Molekulargewicht von 220 kDa, das CHK1-Protein ist mit 54 kDa deutlich kleiner. Als endogene Kontrollproteine (Standards) dienten α-Tubulin (50 kDa) und ß-Actin (42 kDa).

Um auch einen eventuellen bestrahlungsinduzierten Effekt auf die Proteinkonzentrationen zu erfassen, wurden LCLs von Patient 2 und 3 sowie die Kontroll-LCLs 1 und 4 analog zum Protokoll von Xu *et al.* (2004) mit 4 Gy bestrahlt und aus den Zellen vor Bestrahlung bzw. eine halbe Stunde sowie zwei Stunden nach Bestrahlung Proteinlysate hergestellt.

Im Westernblot (siehe Abbildung 8) fand sich im Vergleich zu den Kontrollen weder bei den unbestrahlten noch bei den bestrahlten Patientenzellen eine Herunterregulierung der CHK1-

Proteinmenge. Nach der Inkubation der Membran mit dem Antikörper gegen BRCA1 zeigte sich bei ca. 220 kDa eine breite Bande, welche *full length* BRCA1 darstellt (ca. 220 kDa). Auch hier ist weder vor noch nach Bestrahlung eine Verminderung der entsprechenden Bande zu erkennen. Es ist demnach kein Effekt von trunkierenden MCPH1-Mutationen auf die endogenen BRCA1- und CHK-Proteinkonzentrationen nachweisbar.

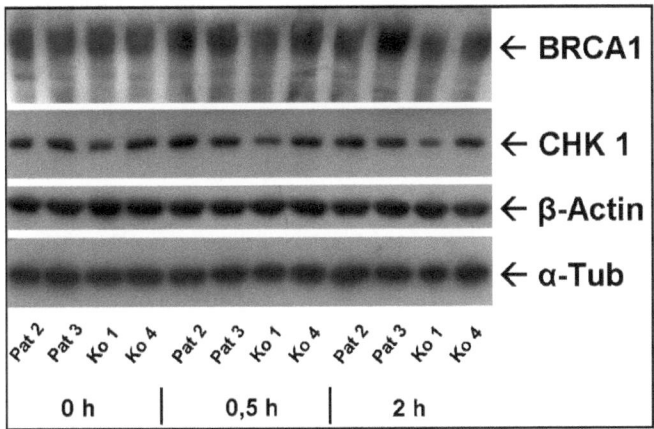

Abbildung 8 **Relative BRCA1-** und **CHK1-Mengen** sowie die beiden Standards ß-Actin und α-Tubulin bei Patient 2 und Patient 3 im Vergleich zu den Kontrollen 1 und 4 jeweils ohne Bestrahlung (0h) sowie 0,5h und 2h nach Bestrahlung mit 4 Gy.

Ergebnisse

3.1.2 Relative BRCA1- und CHK1-RNA-Mengen in Patientenzellen

Da die von Xu *et al.* und Lin *et al.* beschriebene Herunterregulierung von BRCA1 und CHK1 in den lymphoblastoiden Zelllinien auf Proteinebene nicht nachweisbar war, sollte die Expression dieser beiden *checkpoint*-Proteine auf RNA-Ebene mittels *Real Time* PCR analysiert werden. Dazu wurde RNA aus den lymphoblastoiden Zelllinien von Patient 2, 3 und 5 sowie von den Kontrollzelllinien 2, 3, 4 und 5 isoliert und in cDNA umgeschrieben. Zusätzlich zur cDNA aus den LCLs stand auch cDNA aus nicht stimulierten peripheren Blutzellen der Patienten 1 und 2 (Pat 1n und Pat 2n) und dreier gesunder Kontrollen zur Verfügung. So konnten die RNA-Konzentrationen in zwei verschiedenen Zellsystemen gemessen werden.

Die quantitative Analyse mittels *Real Time* PCR ergibt weder in den nativen Leukozyten, noch in den transformierten Kulturzellen eine Herunterregulierung weder von BRCA1 noch von CHK1. Die Bezugsgröße ist stets der Durchschnitt der Kontrollen. Die logRQ-Werte (Zehnerlogarithmus der Relativen Quantität RQ; zur Berechnung siehe Methodenteil, Abschnitt 2.2.7) von BRCA1 bei den Blutzellen schwanken zwischen -0,106 und +0,2 (siehe Abbildung 9a), wobei nur einer der sechs Werte negativ ist. Diese logRQ-Werte entsprechen CT-Wert-Unterschieden von 0,353 Zyklen später bis 0,664 Zyklen früher als der Durchschnitt der Kontrollen bzw. relativen Quantitäten von 0,783 bis 1,584.

Von den logRQ-Werten von CHK1 befindet sich kein einziger Wert unter Null (0,031-0,71, siehe Abbildung 9b) mit relativen Quantitäten zwischen 1,074 und 5,125. Bei den Lymphoblastoiden Zellen der Patienten mit Stopmutation (Patient 2 und 3) bewegen sich die logRQ-Werte für BRCA1 zwischen -0,188 und 0,332 (siehe Abbildung 9a), für CHK1 zwischen -0.057 und 0,132 (siehe Abbildung 9b). Da man erst ab einem Unterschied von einem Zyklus bzw. logRQ < -0,3 von einem negativ regulierten Gen sprechen kann und diese Grenze von keinem der Werte unterschritten wird, zeigen diese Ergebnisse, dass MCPH1-Mutationen in keiner der analysierten Zelllinien bzw. Zellsysteme zu einer erniedrigten Transkription von BRCA1 oder CHK1 führen. Die Mittelwerte sowohl der Patienten-LCLs als auch der nativen Lymphozyten sind für beide Proteine positiv (siehe Abbildung 10).

a

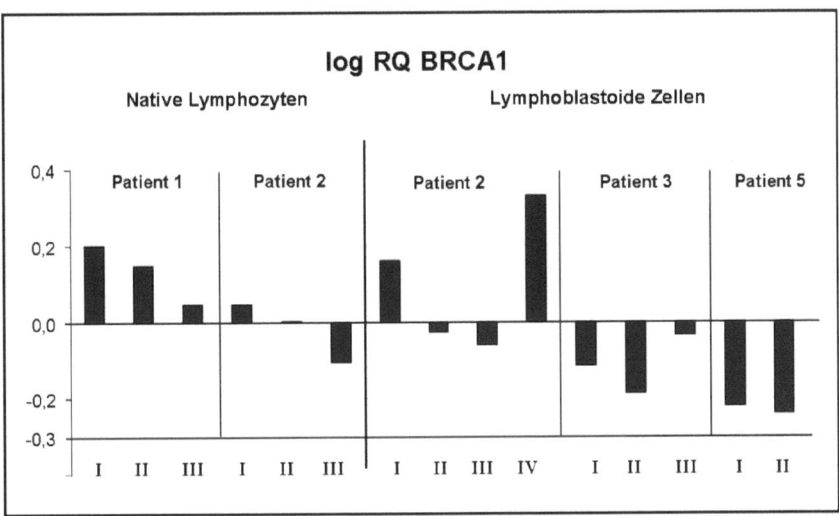

b

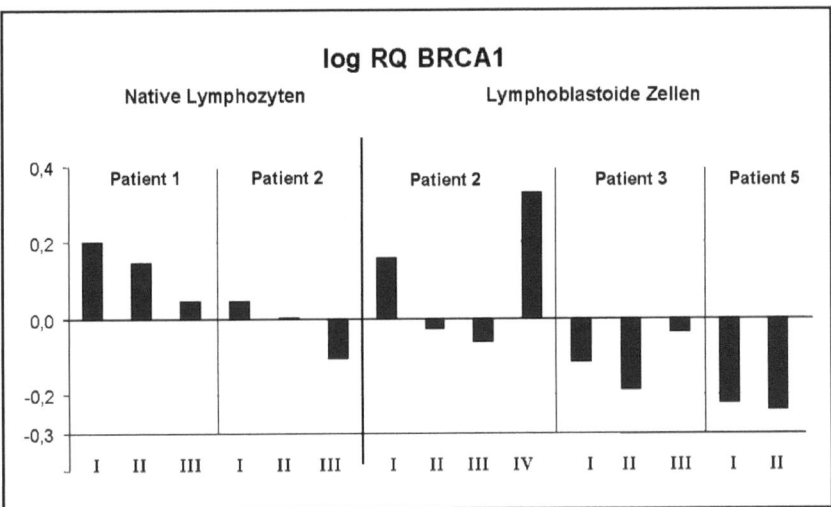

Abbildung 9 **Relative Quantifizierung von DNA-Reparatur-Genen** bei MCPH1-Patienten. Darstellung der **logRQ-Werte** von (a) **BRCA1** und (b) **CHK1**. Als Untersuchungsmaterial stand cDNA aus nativen Leukozyten der Patienten 1 und 2 und aus LCLs der Patienten 2, 3 und 5 zur Verfügung. Die römischen Zahlen bezeichnen die verschiedenen Experimente. Als interne Standards (*housekeeping*-Gene) dienten HPRT und ß-Actin.

Ergebnisse

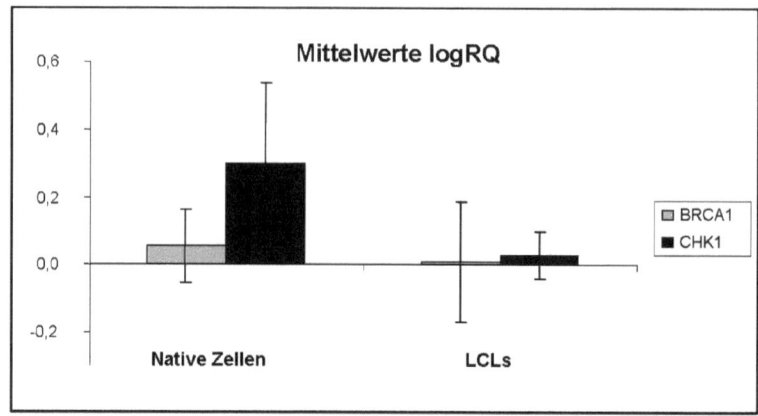

Abbildung 10 **Mittelwerte der logRQ-Werte** für die nativen Patientenzellen (links) und die Lymphoblastoiden Patienten-zellen (rechts) mit der jeweiligen Standardabweichung für **BRCA1** und **CHK1**.

3.1.3 G2/M-*checkpoint* in Patientenzellen

Um den G2/M-*checkpoint* zu untersuchen, führte ich in Zusammenarbeit mit dem Humangenetischen Institut in Würzburg eine Reihe von durchflusszytometrischen Experimenten durch. Wir bestrahlten Patienten- sowie Kontrollzellen mit unterschiedlichen Dosen ionisierender Bestrahlung, fixierten und färbten die Zellen nach unterschiedlichen Zeitpunkten und maßen die Mitoseindizes sowie die Zellzyklusverteilung mithilfe der Durchflusszytometrie. Parallel dazu wurden bei einigen dieser Versuche zur Bestätigung der Mitoseindizes und zur Beurteilung des Chromosomenkondensationszustands der Patientenzellen Chromosomenpräparate angefertigt.

Bei dem ersten Versuch dieser Versuchsreihe wurden drei Patientenzelllinien (Patient 2, 4 und 5) und zwei gesunde Kontrollen (Kontrolle 2 und 3) mit unterschiedlichen Dosen bestrahlt (1 Gy, 4 Gy und 10 Gy). Nach 2, 8 und 24 Stunden wurden die Mitoseindizes im Durchflusszytometer gemessen. Nach zwei Stunden zeigt sich bei allen Zelllinien und bei jeder Bestrahlungsdosis ein eindeutiger Zellzyklusarrest, d.h. dass die Zellen nicht mehr in die Mitose eintreten (siehe Abbildung 11/Tabelle 1).

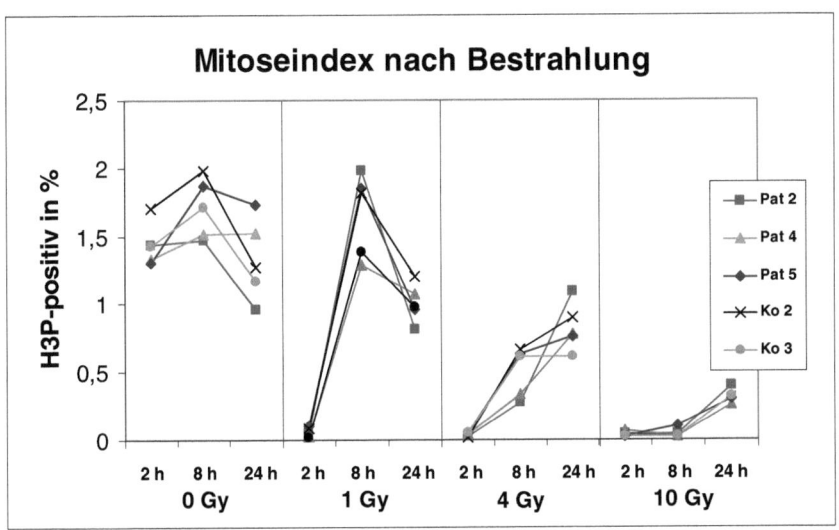

Abbildung 11 **Mitoseindex in der Durchflusszytometrie**: H3P-positive Zellen in Prozent unbestrahlt (0 Gy) sowie nach Bestrahlung mit 1, 4 und 10 Gy und Fixierung nach 2, 8 und 24 Stunden.

	0 Gy	1 Gy	4 Gy	10 Gy
Pat 2	1,44	0,05	0,03	0,04
Pat 4	1,33	0,03	0,04	0,07
Pat 5	1,31	0,10	0,05	0,03
Ko 2	1,70	0,09	0,02	0,04
Ko 3	1,43	0,02	0,05	0,03

Tabelle 1 **Mitoseindex in der Durchflusszytometrie**. H3P-positive Zellen in Prozent 2 Stunden nach Bestrahlung. Der 0h-Wert ist unbestrahlt. Der Mitoseindex ist 2 Stunden nach Bestrahlung bei allen Zellen auf annähernd Null gefallen.

Ein zweiter Versuch diente der Verlaufsbeobachtung. Dazu wurden zwei Patienten- (Patient 2 und 4) sowie zwei Kontrollzelllinien (Kontrolle 2 und 4) mit 1 Gy bestrahlt und in 2-stündigen Abständen bis 12 Stunden sowie nach 24 und 48 Stunden fixiert. Auch hier zeigen alle Zelllinien einen eindeutigen Zellzyklusarrest zwei Stunden nach der Bestrahlung (0,07% und 0,13% bei Patient 2 und 4 vs. 0,25% und 0,09% bei den Kontrollen). Nach 6 Stunden haben sich alle Zelllinien wieder „erholt" und weisen ähnliche Mitoseindizes wie vor der Bestrahlung auf (siehe Abbildung 12). Der leichte Abfall nach 48 Stunden ist am ehesten mit einem Mediumverbrauch und daraus folgender unzureichender Ernährung der Zellen zu erklären. Parallel zur

Ergebnisse

Durchflusszytometrie wurden Chromosomenpräparate hergestellt und die Mitoseraten mittels Handauszählung bestätigt (siehe Abbildung 13).

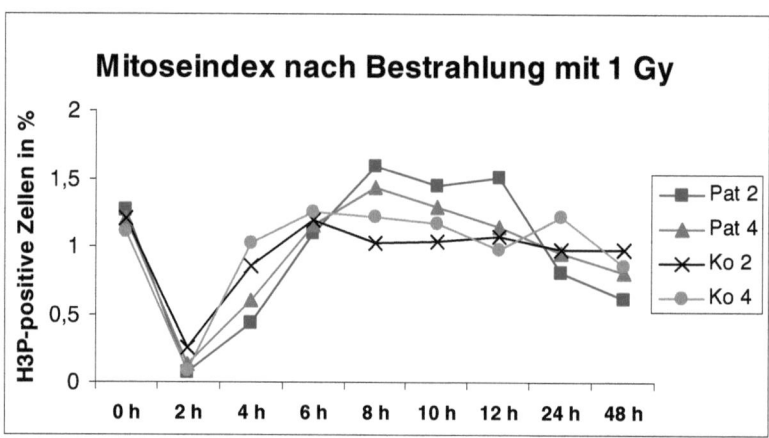

Abbildung 12 **Mitoseindex in der Durchflusszytometrie**. H3P-positive Zellen nach Bestrahlung mit 1 Gy. Der 0h-Wert wurde nicht bestrahlt. Fixierung und H3P-Färbung alle 2 Stunden bis 12 Stunden sowie nach 24 und 48 Stunden.

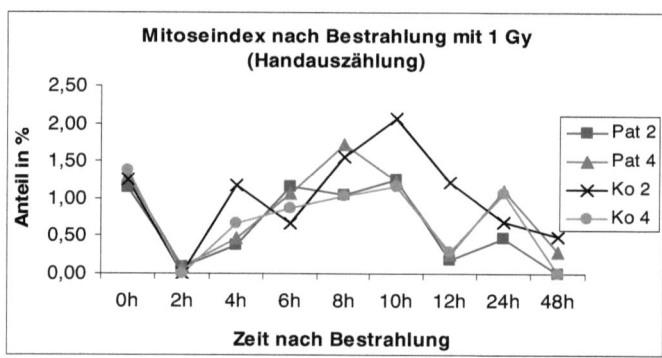

Abbildung 13 **Mitoseindex in der lichtmikroskopischen Handauszählung** nach Bestrahlung mit 1 Gy. Der 0h-Wert ist unbestrahlt. Chromosomenpräparation alle 2 Stunden bis 12 Stunden sowie nach 24 und 48 Stunden. Es wurden jeweils mindestens 1000 Zellkerne ausgezählt.

3.1.4 Zellzyklusverteilung

Die lichtmikroskopische Handauszählung der Chromosomenpräparate (mit Unterscheidung zwischen Interphasekernen, PLCs und Mitosezellen) diente zum einen der Kontrolle der durchflusszytometrisch ermittelten Mitoseraten. Zum anderen sollte an vorherige Beobachtungen

Ergebnisse

der Arbeitsgruppe angeschlossen werden, die einen Anstieg der PLC-Rate nach ionisierender Bestrahlung festgestellt hatte (Dissertation Trimborn 2005). Hierzu sollten Erkenntnisse über den Chromosomenkondensationszustand parallel zur Zellzyklusanalyse gewonnen werden.

Die Analyse der Anteile der Zellen in den einzelnen Zellzyklusphasen zeigt bei den MCPH1-Patientenzellen keine Auffälligkeiten. So befinden sich logarithmisch wachsende Patientenzellen unbestrahlt zu 59 bzw. 66% (Patient 2 und 4) in der G1-Phase, die Kontrollen jeweils zu 62%. S-Phase-Zellen machen 30% bei Patient 2, 25,5% bei Patient 4 und je ca. 27% bei den Kontrollen aus. Der G2/M-Anteil liegt bei den Patienten bei 11% (Patient 2) und 9% (Patient 4) sowie bei den Kontrollen bei je ca. 10% (siehe Abbildung 14).

a 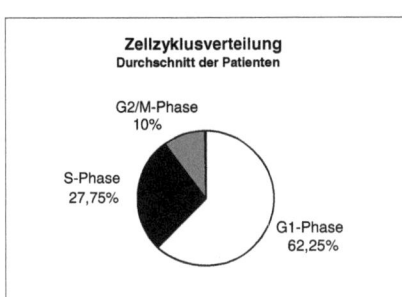   b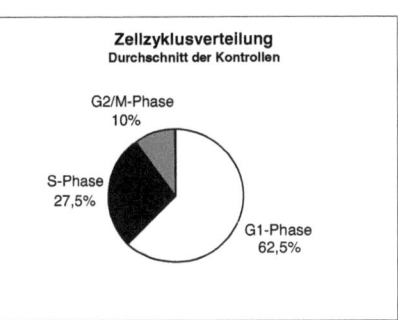

Abbildung 14 **Anteile an den einzelnen Phasen des Zellzyklus** vor Bestrahlung, (a) Durchschnitt der Patientenzellen und (b) Durchschnitt der Kontrollzellen.

Nach der Bestrahlung der Zellen mit 1 Gy kommt es sowohl bei den Patienten als auch bei den Kontrollen zu Verschiebungen in der Zellzyklusverteilung: Alle vier Zelllinien zeigen zunächst einen Anstieg des S-Phase-Anteils (siehe Abbildung 15b) mit einem Maximum nach 2-4 Stunden (Anstieg um 6% bei Patient 2, um 5% bei Patient 4 und um je 4% bei Kontrolle 2 und 4). Nach 6-7 Stunden sind die Ausgangswerte wieder erreicht. Im weiteren Verlauf kommt es bei allen Zellen zu einem Abfall des S-Phase-Anteils mit Erreichen des Minimums nach 10-12 Stunden auf jeweils ca. 2/3 des Ausgangsniveaus. Erst danach kommt es wieder zum langsamen Anstieg der S-Phase-Fraktion. Die Daten zeigen weiterhin, dass die Zellen nach 48 Stunden noch nicht die ursprüngliche Syntheseaktivität erreicht haben. Dies kann allerdings auch mit dem bereits erwähnten Mediumverbrauch zusammenhängen. Betrachtet man nun die G1-Anteile (siehe Abbildung 15a), kann man eine geringfügige Abnahme 4 Stunden nach Bestrahlung um 9 und 11% bei den Patienten und um 7 und 6,5% bei den Kontrollen beobachten. Nach 8-10

Ergebnisse

Stunden haben die G1-Anteile wieder ihren jeweiligen Ausgangswert erreicht. Im weiteren Verlauf zeigt sich ein kleiner Anstieg der G1-Zellen um 5-10% bei den Patienten und um 3-5% bei den Kontrollen. Von größtem Interesse ist natürlich der Anteil der Zellen in der G2- oder M-Phase (siehe Abbildung 15c), die aufgrund ihres doppelten DNA-Gehalts vom Durchflusszytometer gemeinsam erfasst werden. Auch in diesem Punkt gleichen sich die Verhaltensweisen von Patienten und Kontrollen: alle Zelllinien zeigen einen G2-Block. Bereits nach 2 Stunden kommt es zum leichten Anstieg der G2/M-Fraktion bei allen Zelllinien. Berücksichtigt man den Mitose-Arrest (siehe Abbildung 12), kann somit davon ausgegangen werden, dass nun alle Zellen im G2/M-Kompartiment der G2-Phase angehören. Es kommt also zu einem G2-Zuwachs um 2-3% bei den Patienten und um 1-2,5% bei den Kontrollen. Die im weiteren Versuchsverlauf steigenden G2-/M-Anteile erreichen ihr Maximum nach 8-12 Stunden. Dabei kommt es zu einem Anstieg von durchschnittlich 8% (7,1% und 7,8 % bei den Patienten und 8,2% und 9,5% bei den Kontrollen), das entspricht einem Anstieg von jeweils mindestens 70% im Vergleich zum Ausgangswert.

Da sich die Anteile an den einzelnen Zellzyklusphasen nach Bestrahlung bei Patientenzellen synchron zu den Kontrollen ändern, kann von einem ganz normalen Zellzyklusverhalten von MCPH1-defizienten Zellen ausgegangen werden. 2 Stunden nach Bestrahlung kommt es zum vollständigen Zellzyklusarrest mit anschließendem G2-Block.

Die Kurve der handausgezählten PLCs (siehe Abbildung 15d) für die Patienten ähnelt der Kurve von G2/M. Da sich ca. 60% der PLCs in der G2-Phase und nur 40% in der G1-Phase befinden (Dissertation Trimborn 2005) und wiederum fast alle G2-Zellen, aber nur ein kleiner Teil der G1-Zellen kondensiertes Chromatin enthalten, kann man davon ausgehen, dass der Großteil des PLC-Anstiegs (um 6% bei Patient 4 und um 10% bei Patient 2) Zeichen eines G2-Anstiegs ist. Das schon öfters in vorhergehenden Versuchen der Arbeitsgruppe beobachtete Phänomen des Anstiegs Prophase-ähnlicher Zellen nach Bestrahlung ist also nur die durch den PLC-Phänotyp sichtbar gemachte physiologische Reaktion auf ionisierende Bestrahlung: ein Arretieren der geschädigten Zellen am G2/M-Kontrollpunkt. Erst im späteren Verlauf, wenn alle DNA-Schäden repariert sind und sich die Zellen wieder ungehindert teilen (nach 6-8 Stunden), machen nun auch die nach der Mitose in die G1-Phase eingetretenen Zellen einen gewissen Anteil am PLC-Anstieg aus.

Ergebnisse

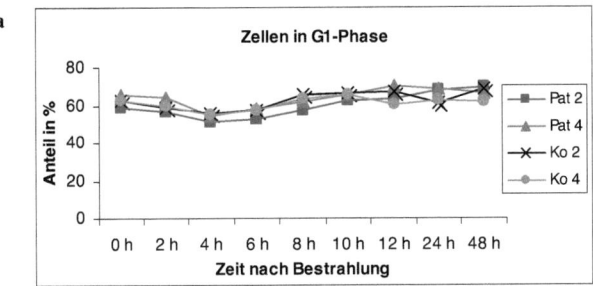

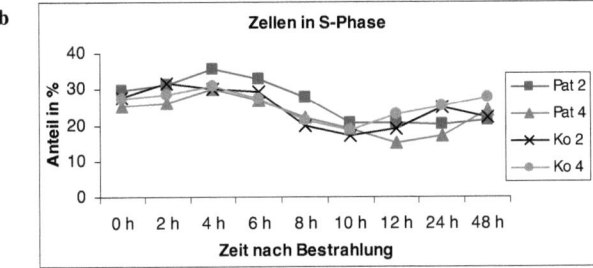

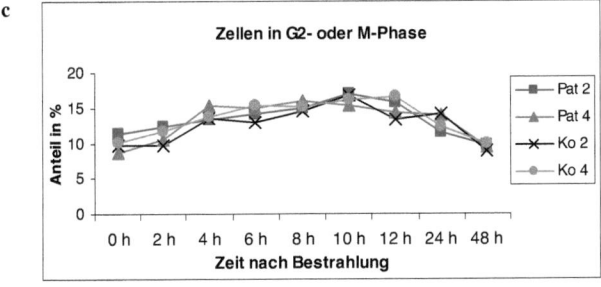

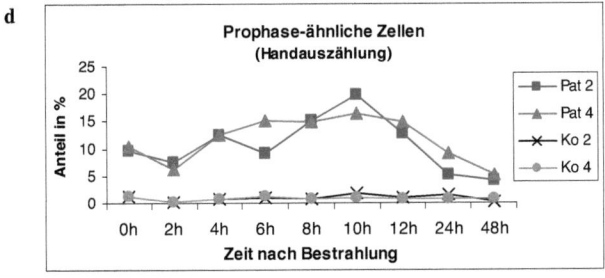

Abbildung 15 **Anteil der Zellen in den einzelnen Stadien des Zellzyklus** (a) **G1-Phase,** (b) **S-Phase,** (c) **G2- und M-Phase** gemessen mittels DNA-Gehalt im Durflusszytometer und (d) **Prophase-ähnliche Zellen** in der lichtmikroskopischen Handauszählung. Die Zellen wurden mit 1 Gy bestrahlt und alle 2 Stunden bis 12h sowie nach 24h und 48h fixiert bzw. Chromosomenpräparate hergestellt. Der 0h-Wert ist unbestrahlt.

Ergebnisse

3.1.5 Wiedereintritt in den Zellzyklus nach Bestrahlung

Mithilfe der Durchflusszytometrie konnte ich eindeutig nachweisen, dass MCPH1-defiziente Patientenzellen in der Lage sind, durch ionisierende Bestrahlung verursachte DNA-Schäden zu erkennen und den Zellzyklus zu arretieren. Nach einer gewissen dosisabhängigen Zeit erreicht der Mitoseindex stets das Ausgangsniveau. Es fällt jedoch auf, dass die Patientenzellen das Ausgangsniveau später erreichen als die Kontrollen, d.h. die Patientenzellen benötigen deutlich mehr Zeit zum Wiedereintritt in die Mitose nach Zellzyklusarrest (siehe Abbildung 16).

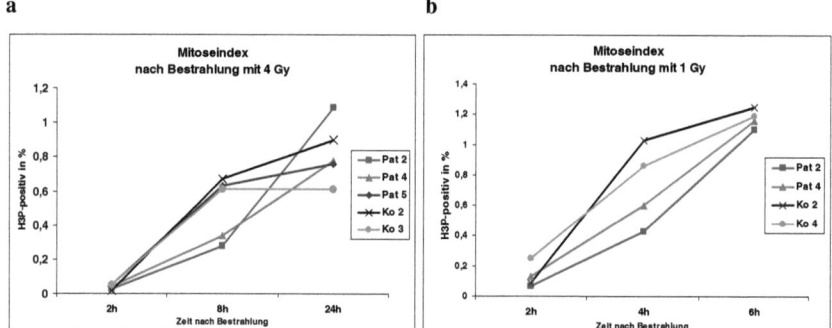

Abbildung 16 **Ausschnitte aus Abbildung 11 und 12**. **H3P-positive Zellen** in Prozent (a) 2, 8 und 24h nach Bestrahlung mit 4Gy und (b) 2, 4 und 6h nach Bestrahlung mit 1Gy. Die Zellen der Patienten 2 und 4 „hinken" beim Wiedereintritt in die Mitose hinterher.

So sind im ersten Experiment 8 Stunden nach Bestrahlung (Zeitpunkt 1) mit 4 Gy erst 0,28% und 0,34% der Patientenzellen in der Mitosephase, wohingegen die Kontrollen schon wieder einen Mitoseindex von 0,67% und 0,61% aufweisen (siehe Tabelle 2a). Bildet man nun den Quotient aus Zeitpunkt 1 und Zeitpunkt 2 (24h nach Bestrahlung) erhält man den Anteil der Gesamterholung zum Zeitpunkt 2, den die Zellen zum Zeitpunkt 1 erreicht haben. Die Patienten weisen prozentuale Anteile von 26% und 44% auf, die Kontrollen hingegen 74% und 100%. Der Patient mit der Missense-Mutation (Patient 5) verhält sich in dieser Hinsicht wie die Kontrollen (83%).

Auch im 2. Experiment sind die Quotienten aus Zeitpunkt 1 und Zeitpunkt 2 bei den Patienten mit 39% und 52% deutlich niedriger als die der Kontrollen (72% und 82%, siehe Tabelle 2b).

a

Zelllinie	ZP 0	ZP 1	ZP 2	ZP 1 /ZP 0	ZP2/ZP 0	ZP 1/ ZP 2
Pat 2	1,44	0,28	1,09	19,4	75,7	*0,26*
Pat 4	1,33	0,34	0,78	25,6	58,6	*0,44*
Pat 5	1,31	0,63	0,76	48,1	58,0	*0,83*
Ko 2	1,7	0,67	0,9	39,4	52,9	*0,74*
Ko 3	1,43	0,61	0,61	42,7	42,7	*1,00*

b

Zelllinie	ZP 0	ZP 1	ZP 2	ZP 1 /ZP 0	ZP2/ZP 0	ZP 1/ ZP 2
Pat 2	1,26	0,43	1,1	34,1	87,3	*0,39*
Pat 4	1,2	0,6	1,16	50,0	96,7	*0,52*
Ko 2	1,11	1,03	1,25	92,8	112,6	*0,82*
Ko 4	1,2	0,86	1,19	71,7	99,2	*0,72*

Tabelle 2 **Verhältnis der Mitoseindizes vor und nach Bestrahlung.** Die Tabelle baut auf den der Abbildung 16 zugrunde liegenden Werten auf. ZP steht für Zeitpunkt, ZP 0 bedeutet unbestrahlt, (a) ZP 1 = 8h und ZP 2 = 24h **nach Bestrahlung mit 4Gy** und (b) ZP 1 = 4h und ZP 2 = 6h **nach Bestrahlung mit 1Gy.** Die Spalten „ZP 0", „ZP 1" und „ZP 2" zeigen die durchflusszytometrisch bestimmten Mitoseraten zu den jeweiligen Zeitpunkten, die Spalten „ZP 1/ZP 0" und „ZP 2/ZP 0" die prozentualen Anteile von Zeitpunkt 1 und 2 bezogen auf Zeitpunkt 0. In der letzten Spalte ist der Quotient aus Zeitpunkt 1 und 2 dargestellt, d.h. wie viel der Gesamterholung der Mitoseraten zum Zeitpunkt 2 bereits zum Zeitpunkt 1 erreicht ist.

Aus diesen Beobachtungen ergibt sich die Frage, ob MCPH1-defiziente Zellen trotz intaktem *damage checkpoint* eventuell Probleme im Umgang mit Schäden durch ionisierende Bestrahlung haben könnten, ob es also nicht zur rechtzeitigen Reparatur von Doppelstrangbrüchen kommt.

Aus diesem Grund wiederholten wir den Bestrahlungsversuch. Dabei modifizierten wir den Versuchsaufbau insoweit, dass wir mit 1 Gy bestrahlten und die sequentielle Aufarbeitung nun stündlich über einen Zeitraum von 12 Stunden erfolgte. Es wurde zusätzlich eine AT-Zelllinie als Positivkontrolle für einen G2/M-*checkpoint*-Verlust mitgeführt, um die vorherigen Ergebnisse eines intakten G2/M-*checkpoints* bei den Patientenzellen zu untermauern.

Abbildung 17 zeigt die H3P-positiven Zellen in der Durchflusszytometrie. Zwei Stunden nach der Bestrahlung mit 1 Gy zeigen sowohl die Patientenzellen wie auch die Kontrollen einen Zellzyklusarrest. Nur die AT-Zelllinie wird von der Bestrahlung erwartungsgemäß relativ wenig beeinflusst, der Mitoseindex sinkt noch nicht einmal um die Hälfte (1,28% → 0,74%). Dies bestätigt die zuvor gemachten Beobachtungen bezüglich der Fähigkeit zur Erkennung von DNA-Schäden bei MCPH1-Defizienz. Auffällig ist jedoch, dass bei den Kontrollen schon nach einer Stunde ein nahezu vollständiger Zellzyklusarrest besteht (0,01% und 0,12%), während die Patienten noch deutlich höhere Mitoseraten aufweisen (0,37% und 0,23%).

Ergebnisse

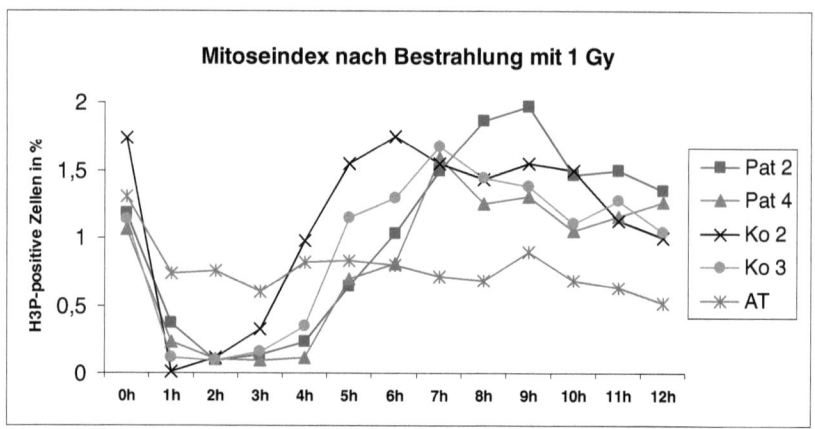

Abbildung 17 **Mitoseindex in der Durchflusszytometrie.** H3P-positive Zellen in Prozent nach Bestrahlung mit 1 Gy, der 0h-Wert wurde nicht bestrahlt, Fixierung stündlich bis 12 Stunden.

Auch die Erholungsphase ist wieder eindeutig verzögert. So lässt sich 5 Stunden nach der Bestrahlung ein deutlicher Unterschied zwischen den MCPH1-Patienten und den Kontrollen feststellen: Während die Kontrollen schon wieder Mitoseindizes von 1,55% (Kontrolle 2) und 1,15% (Kontrolle 3) aufweisen, befinden sich die Patienten erst zu 0,64% (Patient 2) und 0,68% (Patient 4) in der Mitose. Dieser Unterschied ist nach 6 Stunden bereits etwas schwächer ausgeprägt und nach 7 Stunden schließlich vollkommen verschwunden. Somit deutet auch dieser Versuch auf eine verzögerte Erholungsphase bzw. eine verzögerte Aufhebung des Zellzyklusarrests bei den MCPH1-Patientenzellen hin.

3.2 Versuche nach RNAi gegen MCPH1

3.2.1 Relative BRCA1 und CHK1-Proteinmengen nach RNAi

Da sich in Zellen mit MCPH1-Mutationen kein Effekt nachweisen ließ, der mit dem von Xu *et al.* (2004) und Lin *et al.* (2005) beschriebenen starken Einfluss des MCPH1-*knockdowns* auf die Konzentrationen von BRCA1 und CHK1 vergleichbar wäre, untersuchte ich die Effekte der *knockdowns* mit verschiedenen MCPH1-siRNAs in adhärenten Tumorzelllinien (HeLa und U2OS), um die berichteten Ergebnisse zu reproduzieren bzw. mögliche Hinweise auf *off-target*-Effekte durch die *knockdowns* zu bekommen. In der initialen Publikation von Xu *et al.* (2004) waren verschiedene siRNAs gegen MCPH1 getestet worden. Nur einer der getesteten Duplizes (5'-AGGAAGUUGGAAGGAUCCAdTdT-3', von nun an Xu1 genannt) hatte einen deutlichen Effekt auf die Proteinkonzentration von Microcephalin und nur mit diesem waren daraufhin die

Ergebnisse

Experimente durchgeführt worden, in denen ein *checkpoint*-Defekt und ein Effekt auf die Regulation von BRCA1 und CHK1 nachgewiesen wurde. Mehrere Duplizes (u.a. 5'-UGAUGUACCUAUUCUCUUAUU-3' = Xu4 und 5'-GAUAAGAGAUUUCAGAAG AUU-3' = Xu5) hatten gemäß dieser Veröffentlichung keinen Effekt auf die Microcephalin-Proteinmenge und es wurde nicht über deren Effekte auf die Zellzykluskontrolle bzw. die Regulation von CHK1 und BRCA1 berichtet.

In der vorliegenden Arbeit wurden zunächst verschiedene MCPH1-siRNAs hinsichtlich ihrer Fähigkeit untersucht, in HeLa-Zellen den zellulären Phänotyp vorzeitiger Chromosomenkondensation zu induzieren. Dabei wurden folgende siRNAs getestet: Xu1, Xu4, Xu5 und der von Trimborn *et al.* (2004) verwendete Duplex 5'-CUCUCUGUGUGAAGCACCUUU-3' (MCPH1-2). Alle verwendeten siRNAs waren dabei in der Lage, den zellulären Phänotyp zu induzieren. Der Duplex Xu1 war dabei jedoch konsistent in mehreren Experimenten am wenigsten effektiv (siehe Abbildung 18).

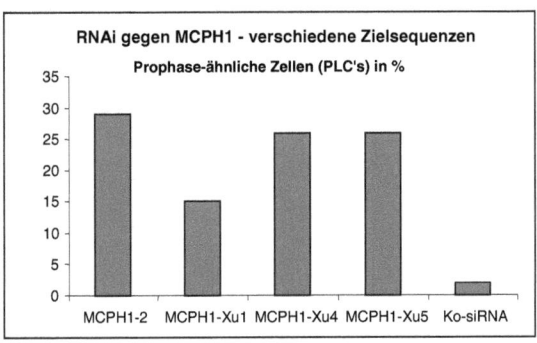

Abbildung 18 **Prophase-ähnliche Zellen** in Prozent nach RNAi-*knockdown* von MCPH1 mittels verschiedener Duplizes.

In einem anschließenden Experiment wurden U2OS-Zellen mit den siRNA-Duplizes Xu1 und Xu5 sowie mit Kontroll-siRNA transfiziert und der Erfolg der Transfektion mithilfe der Beurteilung des zellulären Phänotyps in Chromosomenpräparaten überprüft. Die Anteile der Prophase-ähnlichen Zellen betragen 8,7% bei Xu1, 12,6% bei Xu5 und 0,2% bei der Kontrolle (siehe Abbildung 19c).

Aus einem Teil der Zellen wurden Proteinlysate hergestellt und diese hinsichtlich der Effekte auf die Proteinkonzentrationen von BRCA1 und CHK1 im Westernblot untersucht. Hier erkennt man leicht erniedrigte CHK1-Mengen bei den mit Xu1 transfizierten Zellen. Beim Duplex Xu5

Ergebnisse

hingegen kann man keine Herunterregulierung beobachten (siehe Abbildung 19a). Die von Xu *et al.* beschriebene starke Herunterregulierung von BRCA1 lässt sich nicht nachweisen (siehe Abbildung 19b).

a

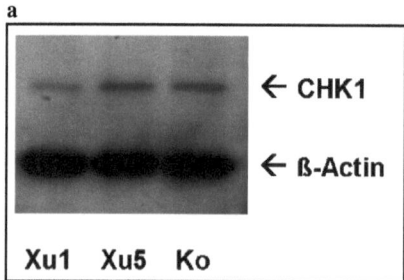

b

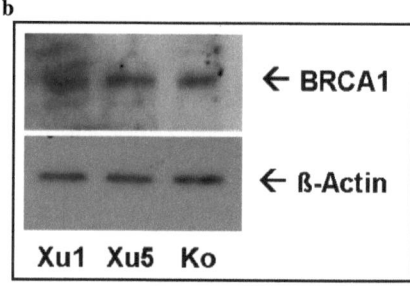

c

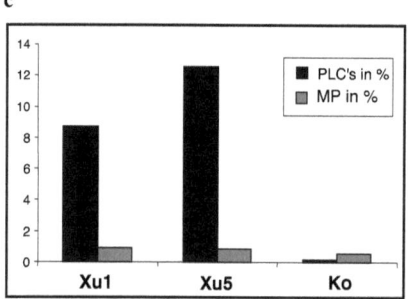

Abbildung 19 (a) **Relative CHK1-** (b) **relative BRCA1-Proteinmengen**, jeweils im Vergleich zum Standard ß-Actin und (c) **PLC- und Mitose-Anteil in der Chromosomenpräparation** von U2OS-Zellen nach MCPH1-*knockdown* mit Xu1-siRNA, Xu5-siRNA und Kontroll-siRNA.

3.2.2 Relative BRCA1-, CHK1- und MCPH1-RNA-Mengen nach RNAi

Auch im Fall der durch siRNA-Transfektion MCPH1-defizienten Zellen sollte eine Expressionsanalyse auf RNA-Ebene mithilfe der *Real Time* PCR erfolgen.

Im Rahmen der Durchflusszytometrie (siehe Kapitel 3.2.3) wurde zum Nachweis des MCPH1-*knockdowns* nach RNA-*interference* RNA isoliert und in cDNA umgeschrieben. So konnten neben der Quantifizierung von MCPH1 auch die relativen mRNA-Mengen von BRCA1 und CHK1 untersucht werden. Die Zellen wurden je zwei Mal transfiziert und 48h bzw. 72h nach der ersten Transfektion je ein Ansatz mit 4 Gy bestrahlt, der andere Ansatz blieb unbestrahlt. 2 Stunden später wurden die Zellen fixiert, bzw. die RNA isoliert. Die Relative Quantifizierung von MCPH1 ergibt bei Xu1 einen *knockdown* um mindestens 75% (RQ = 0,253/logRQ = -0,598). Bei Xu4 konnten die MCPH1-Konzentrationen sogar um mindestens 84% gesenkt werden (RQ = 0,151/logRQ -0,821; siehe Abbildung 20a). Dabei gibt es bezüglich der MCPH1-mRNA-Konzentration keine signifikanten Unterschiede zwischen den bestrahlten und unbestrahlten Zellen.

In den mit Xu1 transfizierten Zellen liegen die logRQ-Werte von BRCA1 zwischen -0,065 und 0,057 (relative Quantität 0,960 bis 1,139), bei den durch Xu4-heruntergeregelten Zellen jedoch zwischen 0,04 und 0,266 (RQ 1,097-1,845), also deutlich über den Xu1-Werten (siehe Abbildung 20b) und nur knapp unter der Signifikanzgrenze von einem Zyklus Differenz, was für eine eventuelle Hochregulierung von BRCA1 in mittels Xu4-transfizierten Zellen sprechen könnte.

Auch die CHK1-Konzentrationen zeigen überraschend eine unterschiedliche Tendenz in Xu1 und Xu4. Während die Transfektion mit Xu4 bei sämtlichen Zellen zu einer erhöhten mRNA-Konzentration führt (logRQ = 0,222-0,305, siehe Abbildung 20c), finden sich bei Xu1 durchgehend erniedrigte Werte (-0,386 bis -0,209). Es überschreitet jeweils einer der vier Werte den für eine Regulierung sprechenden Wert von $\Delta\Delta CT > 1$.

Ergebnisse

a

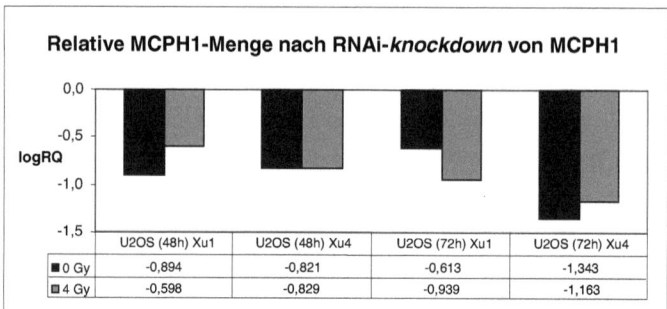

b

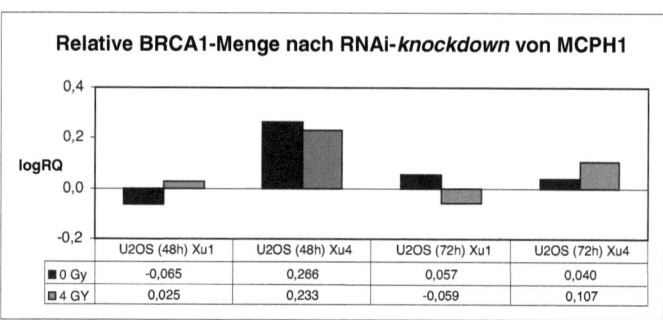

c

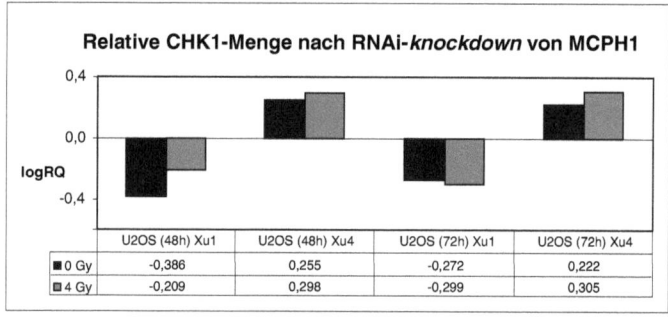

Abbildung 20 **Relative mRNA-Menge** von (a) **MCPH1**, (b) **BRCA1** und (c) **CHK1** nach siRNA-*knockdown* von MCPH1 mit den siRNA-Duplizes Xu1 und Xu4 vor und nach Bestrahlung mit 4 Gy in U2OS-Zellen. Die RNA-Isolierung erfolgte 48h bzw. 72h nach der 1. Transfektion. Dargestellt ist der logRQ-Wert im Vergleich zu mit Kontroll-siRNA transfizierten Zellen (logRQ = 0).

3.2.3 G2/M-*checkpoint* nach RNAi

In der folgenden Versuchsreihe sollte der G2/M-*damage-checkpoint* nach RNA *interference* untersucht werden. Dazu wurden U2OS-Zellen mit je zwei verschiedenen MCPH1-siRNA-Duplizes (Xu1 und Xu4) sowie Kontroll-siRNA transfiziert. 48 bzw. 72 Stunden nach der ersten Transfektion wurden die Zellen teilweise mit 4 Gy bestrahlt, 2 Stunden später fixiert und die Mitoseindizes mittels H3P-Färbung im Durchflusszytometer bestimmt. Parallel erfolgten eine RNA-Isolation zum Nachweis eines erfolgreichen funktionellen MCPH1-*knockdowns* in der *Real Time* PCR und eine Chromosomenpräparation zur lichtmikroskopischen Kontrolle des Mitoseanteils und zum Nachweis einer erfolgreichen Induktion des zellulären Phänotyps. Der *knockdown* von MCPH1 führt in allen ausgewerteten Präparaten zu einer deutlichen Erhöhung des Anteils Prophase-ähnlicher Zellen. Weiterhin bestätigt die Handauszählung der Chromosomenpräparate die im Durchflusszytometer gemessenen Mitoseraten (Daten nicht gezeigt).

Die RNA wurde mithilfe der *Real Time* PCR quantifiziert und dabei ein ausreichender MCPH1-*knockdown* nachgewiesen (siehe Abschnitt 3.2.2). Die Durchflusszytometrie zeigt, dass der von Xu *et al.* und Lin *et al.* berichtete G2/M-*checkpoint*-Defekt sich erst 72 Stunden nach Beginn des *knockdowns* einstellt. Während bei den 48 Stunden nach der ersten Transfektion bestrahlten Zellen nach MCPH1-*knockdown* im Vergleich zur Kontrolle kein signifikant erhöhter Mitoseindex nachweisbar ist, liegen die Mitoseindizes bei Bestrahlung 72 Stunden nach der ersten Transfektion deutlich über dem der Kontrolle (siehe Abbildung 21 bzw. Tabelle 3). Ein schwacher Effekt bereits nach 48h kann nicht ausgeschlossen werden.

Ergebnisse

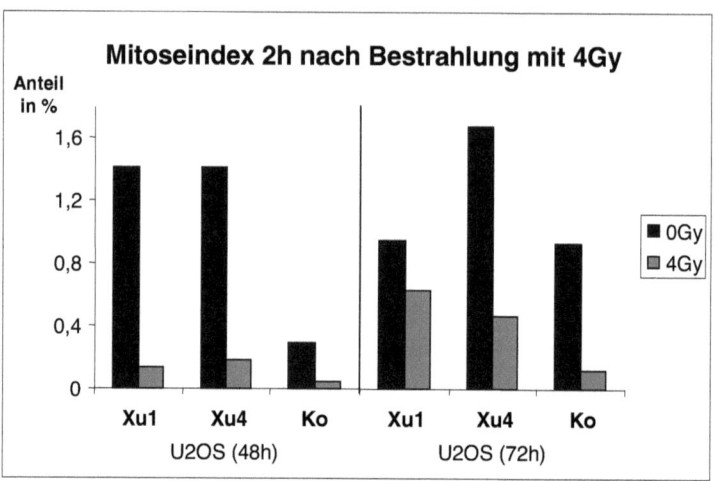

Abbildung 21 **Mitoseindex in der Durchflusszytometrie** nach zweimaliger Transfektion mit MCPH1-siRNA (Xu1, Xu4) und Kontroll-siRNA (Ko) in U2OS-Zellen nach Bestrahlung mit 4Gy. Die Fixierung der Zellen fand 48h bzw. 72h nach der ersten Transfektion jeweils 2h nach der Bestrahlung statt.

Zellinie	siRNA-Duplex	H3P 0Gy	H3P 4Gy	4Gy/0Gy x 100
	Xu1	1,41	0,14	9,93
U2OS (48h)	Xu4	1,41	0,18	12,77
	Ko	0,29	0,05	17,24
	Xu1	0,95	0,63	66,32
U2OS (72h)	Xu4	1,67	0,46	27,54
	Ko	0,93	0,12	12,90

Tabelle 3 **Anteile der H3P-positiven Zellen** vor und nach Bestrahlung mit 4 Gy in Prozent. Die letzte Spalte zeigt den prozentualen Anteil der Mitoserate nach Bestrahlung in Bezug auf den unbestrahlten Wert.

3.3 Zellulärer Phänotyp nach RNAi in einer Mauszelllinie

Um weitere Erkenntnisse über die Rolle des MCPH1-Gens zu erhalten, liegt es nahe, dessen Funktion auch in anderen Säugetieren zu untersuchen. Im Rahmen dieser Arbeit wurde versucht, einen MCPH1-*knockdown* bei der Mauszelllinie PT67 mittels RNA-Interferenz zu erreichen. Logarithmisch wachsende Zellen wurden mit zwei verschiedenen siRNA-Duplizes gegen das Mausortholog von MCPH1 (Mm_MCPH1-1 und Mm_MCPH1-2) und mit Kontroll-siRNA transfiziert. Von den Zellen wurden anschließend Chromosomenpräparate hergestellt (siehe Abbildung 22). Nach Verschlüsselung wurden lichtmikroskopisch mindestens 1000 Zellkerne gezählt und dabei zwischen Interphasezellen, Prophase- bzw. Prophase-ähnlichen Zellen und Mitosephasezellen unterschieden. Es stellte sich heraus, dass nur der *knockdown* mit dem siRNA-Duplex Mm_MCPH1-2 zu einer Zunahme von Prophase-ähnlichen Zellen führt (3,3% bei Mm_MCPH1-2 vs. 0,7% bei Mm_MCPH1-1 und 1,0% bei Kontroll-siRNA, siehe Abbildung 23a).

Weiterhin wurde der Anteil der Prophase-ähnlichen Zellen im zeitlichen Verlauf nach der RNAi bestimmt und festgestellt, dass der Effekt auf die Chromosomenkondensation auch noch 96 Stunden nach der 1. Transfektion nachzuweisen ist (siehe Abbildung 23b). Aufgrund der Erzeugung des zellulären Phänotyps in den Mäusezellen kann man davon ausgehen, dass Microcephalin bei Mäusen eine ähnliche Rolle im Zellzyklus zufällt wie bei Menschen – das Gen also in Hinsicht auf seine Aufgaben bei der Chromosomenkondensation evolutionär konserviert ist.

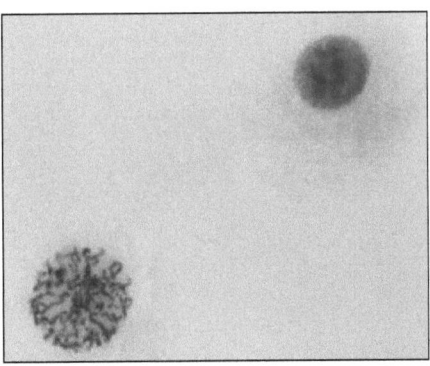

Abbildung 22 **Prophase-ähnliche Zelle** (links unten) im Vergleich zu einer Interphasezelle (rechts oben) nach Mcph1-*knockdown* in PT67..

Ergebnisse

a

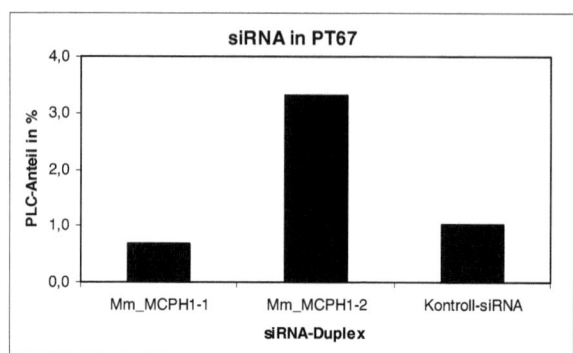

b

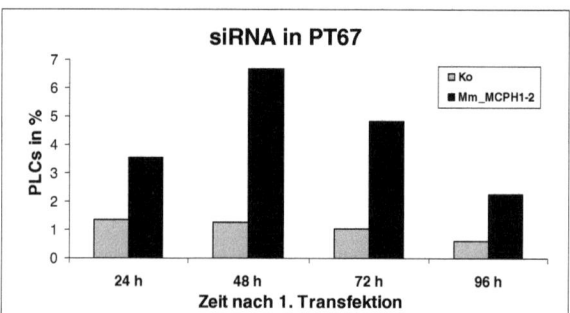

Abbildung 23 (a) **Anteil der Prophase-ähnlichen Zellen in Prozent** 48 Stunden nach Transfektion mit verschiedenen siRNA-Duplizes: Mm_MCPH1-1, Mm_MCPH1-2 und Kontroll-siRNA. (b) **Anteil der Prophase-ähnlichen Zellen im zeitlichen Verlauf** nach Transfektion mit Mm_MCPH1-2 und Kontroll-siRNA. Die Zellen nach 24 h wurden nur einmal, alle anderen Zellen zwei Mal transfiziert.

4 Diskussion

4.1 Bedeutung der MCPH1-Forschung

Das genauere Verständnis der Abläufe beim Voranschreiten des Zellzyklus sowie die Kenntnis der einzelnen Regulatoren und Kontrollmechanismen sind Anliegen unzähliger aktueller Forschungsvorhaben. Dabei fallen dem im Rahmen dieser Arbeit untersuchten MCPH1-Gen mindestens zwei unterschiedliche Rollen zu: Einerseits ist es an der Regulierung des Mitoseeintritts im normalen Zellzyklus beteiligt, andererseits hat es eine noch nicht vollständig aufgeklärte Rolle bei der Antwort auf genotoxischen Stress (Bartek 2006). So ist MCPH1 wahrscheinlich involviert in die DNA-Schadenserkennung und/oder -reparatur. Rai *et al.* (2006) gehen soweit, MCPH1 als „Wächter des Genoms" („Guardian of the Genome") zu bezeichnen und stellen es somit *dem* Schlüsselprotein der Zellzykluskontrolle p53 gleich (Lane 1992). MCPH1 sei ein neuer Kandidat für ein Tumorsuppressorgen. Es funktioniere als proximaler Faktor im DNA-Schadenskontrollpunkt durch Regulierung verschiedener Schadenssensoren und früher Mediatoren und beeinflusse somit den Eintritt in die Mitose (Chaplet *et al.* 2006).

Zum Zeitpunkt, als mit den Experimenten zu dieser Arbeit begonnen wurde, gab es bereits Untersuchungen der Zellzykluskontrollpunkte an Zellen nach MCPH1-*knockdown* mittels RNAi, die einen fast vollständigen Verlust des G2/M-Kontrollpunkts sowie Defekte beim Intra-S-Phase-Kontrollpunkt konstatierten (Xu *et al.* 2004). Wäre dieser beschriebene Zellzyklusdefekt auch bei MCPH1-Patientenzellen zu finden, hätte das weit reichende Konsequenzen für die betroffenen Personen: So würde der Defekt des G2/M-Kontrollpunkts bei den Patienten ein vielfach erhöhtes Risiko für die Entwicklung maligner Erkrankungen bewirken, insbesondere wären Karzinome der Brust, der Ovarien und der Prostata zu erwarten (Rai *et al.* 2006). Deshalb war es von größter Bedeutung, die Zellzykluskontrollfähigkeit auch der Patientenzellen zu untersuchen. Sollten die Patienten tatsächlich einen derart schwer wiegenden Zellzyklusdefekt aufweisen, müsste man für eine engmaschige Tumorvorsorge der Patienten plädieren. Auch sollte in diesem Fall auf jede Art von ionisierender Bestrahlung verzichtet werden - eine Strategie, die bisher z.B. bei Patienten mit dem *Nijmegen Breakage Syndrome* (NBS) verfolgt wird. NBS ist eine seltene, autosomal rezessive Krankheit, die sich unter anderem in Radiosensitivität, einem defekten Intra-S-Phase-*checkpoint* und einer erhöhten Chromosomenbrüchigkeit äußert. Die Patienten sind mikrozephal, wachstumsretardiert und haben eine extrem hohe Prädisposition für maligne Erkrankungen (Distel *et al.* 2003). Das bei

Diskussion

diesem Syndrom defekte Nibrin (Varon *et al.* 1998) gehört zum MRN-Komplex und hat multiple Aufgaben im Netzwerk der Schadenssignaltransduktion, insbesondere bei der Erkennung von DNA-Schäden (*signaling*). Aufgrund der extremen Radiosensitivität sollte bei den Patienten auf den diagnostischen und vor allem auf den therapeutischen Einsatz von Röntgenstahlen verzichtet werden, was gerade bei der Therapie bestimmter Malignome zu Schwierigkeiten führt.

Im Widerspruch zu der Befürchtung, die MCPH1-Patienten könnten einen klinisch ähnlich schwer wiegenden Defekt der DNA-Reparatur aufweisen, steht jedoch der Umstand, dass keiner der MCPH1-Patienten bisher eine Krebserkrankung entwickelt hat, wobei der älteste uns bekannte Patient schon über 30 Jahre alt ist.

4.2 BRCA1, CHK1 und der DNA *damage checkpoint* in MCPH1-Patientenzellen

Die in dieser Arbeit vorgestellten Ergebnisse zeigen, dass die von Xu *et al. (2004)* und später auch von Lin *et al.* (2005) beschriebene Herunterregulierung der DNA-Reparaturproteine BRCA1 und CHK1 in Patientenzellen trotz früher trunkierender MCPH1-Mutationen, die quasi einen *knockout* des Gens bedeuten, nicht zu beobachten ist. Dabei wurde die Expression sowohl auf Proteinebene im Westernblot als auch auf RNA-Ebene mithilfe der *Real Time* PCR untersucht. Für die letztere Methode stand neben der cDNA aus Langzeitkulturzellen (LCLs) auch cDNA aus nativen Lymphozyten zur Verfügung. Dies erlaubte eine Expressionsanalyse in zwei verschiedenen Zellsystemen und dadurch einen Ausschluss eventueller Langzeitzellkultureffekte.

Auch konnte kein Defekt des DNA-Schadenskontrollpunkts zwischen der G2- und der M-Phase gefunden werden. In mehreren unabhängigen Versuchen zeigten die Patientenzellen analog zu den Kontrollzellen zwei Stunden nach ionisierender Bestrahlung stets einen nahezu vollständigen Zellzyklusarrest. Somit scheinen die Zellen keine Probleme bei der Erkennung von DNA-Schäden und bei der Schadenssignaltransduktion zu haben.

Ionisierende Bestrahlung führt vor allem zu DNA-Doppelstrangbrüchen und folglich über eine Aktivierung des ATM-CHK2-Kontrollwegs zu einem Anhalten des Zellzyklus am G2/M-Kontrollpunkt. Darüber hinaus aktivieren die nach Bestrahlung ebenfalls auftretenden Basenschäden den ATR-CHK1-Kontrollweg, in dem auch BRCA1 eine entscheidende Rolle spielt (siehe Einleitung, Abschnitt 1.4). Das bedeutet, dass mit den in Abschnitt 3.1.3 beschriebenen Experimenten (Quantifizierung des G2-Arrests nach ionisierender Bestrahlung) Aussagen über beide Hauptwege des Signaltransduktionsnetzwerks gemacht werden können: So

Diskussion

sind bei den MCPH1-Patientenzellen offensichtlich beide Kontrollwege wirksam. Es konnten keine Defizite festgestellt werden.

Darüber hinaus bestätigt die durchflusszytometrische Analyse der Fraktionen in den einzelnen Phasen des Zellzyklus (siehe Abschnitt 3.1.4) für die Patientenzellen durchweg physiologische Verhältnisse. Nach Bestrahlung kam es bei den Patientenzellen genau wie bei den Kontrollzellen zu Verschiebungen im Zellzyklus. Der Anstieg des Anteils solcher Zellen, die sich gerade in der S-Phase befinden, weist auf einen funktionierenden Intra-S-Phase-Kontrollpunkt hin. Auch diese Ergebnisse stehen im Widerspruch zu den zuvor erwähnten Ergebnissen von Xu *et al.* (2004) und Lin *et al.* (2005).

Zusammenfassend ist festzustellen, dass – im Gegensatz zu der aus diesen Veröffentlichungen abgeleiteten Erwartung – in MCPH1-Patientenzellen weder die Herunterregulierung der Zellzyklusproteine BRCA1 und CHK1 noch der Verlust des DNA-Schadenskontrollpunkts nachweisbar ist.

4.3 Anstieg der PLCs nach Bestrahlung

Eine weitere Frage, die im Rahmen der vorliegenden Arbeit beantwortet werden konnte, betrifft die Ursache für den Anstieg der Fraktion der PLCs nach ionisierender Bestrahlung. Bislang ließ sich dieser in vielen Vorversuchen der Arbeitsgruppe beobachtete Effekt noch nicht eindeutig erklären. Die von mir vorgenommene parallele manuelle Auszählung der PLCs unter dem Lichtmikroskop zusätzlich zur durchflusszytometrischen Bestimmung der einzelnen Fraktionen in den jeweiligen Phasen des Zellzyklus erlaubt nun die Feststellung, dass der beobachtete Anstieg der PLCs nach Bestrahlung die Folge des Zellzyklusarrests am G2/M-Kontrollpunkt ist und somit eine normale physiologische Reaktion der Zelle gegenüber erbgutschädigenden Einflüssen.

Der morphologisch auf der Basis des Kondensationsdefekts beruhende Anstieg des Anteils Prophase-ähnlicher Zellen visualisiert demnach die Akkumulation der Zellen im G2-Kompartiment. Diese Akkumulation findet ebenso in den Kontrollzellen statt, äußert sich bei diesen jedoch natürlich nicht in einem Anstieg Prophase-ähnlicher Zellen.

Dieser nunmehr besser erklärte Effekt lässt sich für die Differentialdiagnostik bei Patienten mit primärer Mikrozephalie nutzen, da die Mutationssuche bei Patienten mit Verdacht auf primäre Mikrozephalie aufgrund der genetischen Heterogenität der Erkrankung und der Größe der betroffenen Gene aufwändig ist.

Diskussion

So sind bis heute sieben verschiedene Loci für primäre Mikrozephalie bekannt (MCPH1 bis MCPH7), wobei bisher neben dem Mikrozephalin-Gen (MCPH1) vier weitere Gene identifiziert wurden (Bond *et al.* 2002; Bond *et al.* 2005). *Cyclin dependant kinase 5 regulatory protein 2* (CDK5RAP2/MCPH3) kodiert für ein Protein mit 1873 Aminosäuren Länge, während es bei *Abnormal spindle-like microcephaly associated* (ASPM/MCPH5) 3477 Aminosäuren sind. Das Genprodukt von *Centromere protein J* (CENPJ/MCPH6) ist 1338 Aminosäuren lang (Woods *et al.* 2005). Kürzlich wurde ein weiteres Gen für MCPH7 identifiziert, das für das pericentrosomale Protein STIL kodiert (Kumar *et al.* 2009).

Der einzigartige zelluläre Phänotyp bei MCPH1 ist das wichtigste Kriterium für die Abgrenzung von MCPH1 gegenüber den anderen primären Mikrozephalien. Es sind jedoch Patienten mit besonders mildem klinischen und zellulären Phänotyp bekannt (Trimborn *et al.* 2005). So wurde ein Patient mit einer wenig ausgeprägten Mikrozephalie (Kopfumfang –2,4 SD bei Geburt) beschrieben, bei dem sich der Anteil PLCs in zytogenetischen Routinepräparaten mit 2-4% kaum von Kontrollen unterscheidet. In solchen Zweifelsfällen kann, wie meine Ergebnisse zeigen, eine Bestrahlung der Patientenzellkulturen den Anteil Prophase-ähnlicher Zellen deutlich erhöhen und somit die Diagnose dieses seltenen Syndroms erleichtern.

4.4 Störung der DNA-Doppelstrangbruch-Reparatur in Patientenzellen

Während der Mechanismus der Schadenserkennung mit anschließendem Zellzyklusarrest zu funktionieren scheint, gibt es dennoch Unterschiede zwischen den Kontrollzellen und den Patientenzellen, wie in mehreren unabhängigen Versuchen mit verschiedenen MCPH1-Patientenzelllinien gezeigt wurde. MCPH1-Zelllinien mit trunkierenden Mutationen wiesen nach Bestrahlung eine deutliche Verzögerung beim Wiedereintritt in die Mitose auf (siehe Abschnitt 3.1.5). Diese Beobachtungen deuten auf eine Verzögerung oder einen Defekt bei der DNA-Reparatur insbesondere der Reparatur von DNA-Doppelstrangbrüchen hin. Einen attraktiven Erklärungsansatz dafür liefert das Hauptcharakteristikum des PCC-Syndroms: Zwar können die Zellen, wie von mir nachgewiesen, DNA-Schäden erkennen und die Zellzyklusantwort initiieren, aber möglicherweise wird die DNA-Reparatur durch die extreme DNA-Kondensation in der G2-Phase behindert. Es kann an dieser Stelle nicht entschieden werden, ob dies nur zu einer Verzögerung oder aber auch zu einer erhöhten Fehleranfälligkeit des Reparaturprozesses führt. Daher erscheinen weitere Versuche, welche die DNA-Reparaturmechanismen in MCPH1-Zellen genauer untersuchen, dringend notwendig, denn es ergibt sich die Frage, ob ein eventuell vorliegender Defekt mit klinischen Konsequenzen für die MCPH1-Patienten verbunden ist und

Diskussion

welche Schlussfolgerungen sich für die ärztliche Betreuung ergeben. Insbesondere müsste der diagnostische Einsatz von Röntgenstrahlung sowie der Kontakt mit anderen mutagenen Agentien eingeschränkt werden. Weitere Erkenntnisse über die DNA-Reparatur in MCPH1-Zellen könnten z.b. über Chromosomenbruchanalysen oder *Alkaline Unwinding Assays* gewonnen werden. Außerdem müssten zukünftige Studien auch native Patientenzellen einbeziehen, da die bisherigen Experimente ausschließlich an Langzeitzellkulturen (LCLs) vorgenommen wurden.

4.5 BRCA1, CHK1 und DNA *damage checkpoint* nach RNAi

Bei der Untersuchung des Netzwerks der Reaktionen auf DNA-Schäden an U2OS-Zellen nach MCPH1-*knockdown* mittels RNAi konnte ich die von Xu *et al.* (2004) beschriebenen Ergebnisse zu weiten Teilen reproduzieren. So fand ich nach Transfektion mit dem Xu1-siRNA-Duplex erniedrigte Niveaus des CHK1-Proteins im Westernblot sowie leicht, wenn auch nicht signifikant erniedrigte CHK1-RNA-Messwerte mittels der *Real Time* PCR.

Auch am G2/M-Kontrollpunkt zeigten sich eindeutige Auffälligkeiten im Verhalten der Zellen nach RNAi. Während beim 72h-Versuch bei den mit Kontroll-siRNA-transfizierten Zellen der Mitoseindex auf 13% des unbestrahlten Wertes abgefallen war, zeigten die mit Xu4 transfizierten Zellen noch einen Mitoseindex von 28% bezogen auf den unbestrahlten Wert. Bei Xu1 waren es sogar noch 66%.

Auffällig ist allerdings, dass man diesen Verlust des G2/M-Schadenskontrollpunkts bei dem 48h-Ansatz in dieser Deutlichkeit noch nicht beobachten kann: So findet man zwar wesentlich höhere Mitoseindizes nach Bestrahlung bei MCPH1-knockdown (0,14% und 0,18%) als bei der Kontrolle (0,05%). Durch die deutlich erhöhte Zellteilungsrate bei den MCPH1-defizienten Zellen sind jedoch die prozentualen Anteile der bestrahlten bezogen auf die unbestrahlten Zellen mit 10% und 13% sogar niedriger als bei der Kontrolle (17%). Diese Beobachtung steht zunächst im Widerspruch zu der Tatsache, dass MCPH1 sehr schnell herunterreguliert wird, da man schon 24 Stunden nach einer einmaligen RNAi-Transfektion den zellulären Phänotyp nachweisen kann. Diese Diskrepanz deutet darauf hin, dass MCPH1 nicht direkt in die proximale Antwort im DNA-Schadensnetzwerk involviert ist, da in diesem Fall ein früher auftretender *checkpoint*-Defekt zu erwarten wäre. Jedoch könnte eine indirekte regulatorische Rolle mit einem langsamen *turnover* eines oder mehrerer durch MCPH1 regulierter Proteine den verzögerten Kontrollverlust erklären. In jüngster Zeit wurden verschiedene Vorschläge für eine mögliche Platzierung der MCPH1-Funktion im DNA-*damage-checkpoint* gemacht: Während Rai *et al.* (2006) MCPH1 eine proximale Funktion zusprechen, schlagen Alderton *et al.* (2006) MCPH1 eine Rolle

Diskussion

unterhalb von CHK1 im ATR-*pathway* vor. Außerdem vermuten Alderton *et al.* eine zusätzliche ATR-unabhängige Funktion in der Aufrechterhaltung der inhibitorischer CdK1-Phosphorylierung, welche einen vorzeitigen Mitoseeintritt verhindert (siehe Abbildung 24).

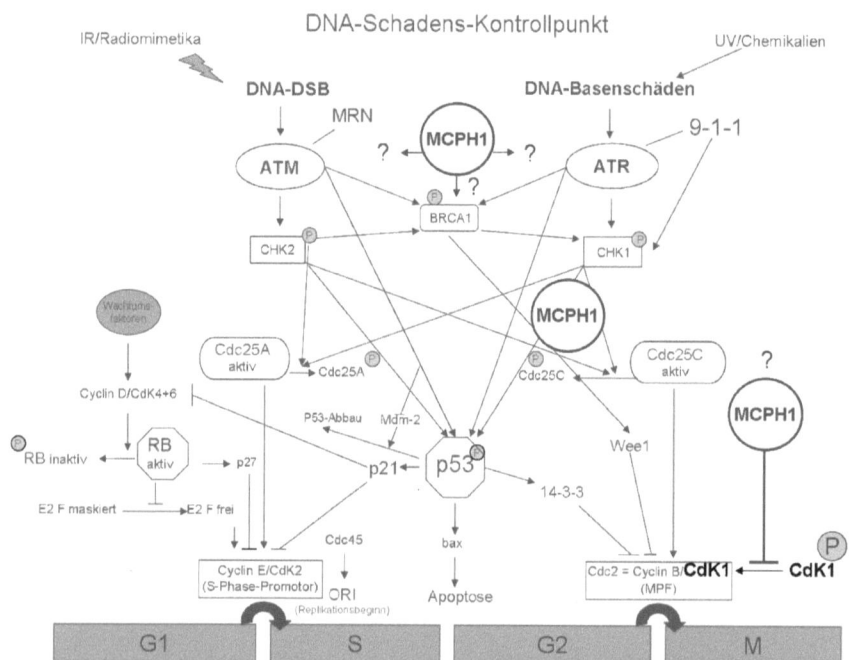

Abbildung 24 **DNA-Schadenskontrollpunkt**. In die bereits in Abschnitt 1.4.2 beschriebene Abbildung wurden hier verschiedene mögliche Platzierungen von MCPH1 im DNA-Schadenskontrollpunkt eingefügt.

Während sich die Mehrzahl der von Xu *et al.* (2004) berichteten Ergebnisse in meinen RNAi-Versuchen bestätigten, erhielt ich bei bestimmten Teilen der hier vorgestellten Experimente Ergebnisse, die im Widerspruch zu dieser Veröffentlichung stehen: So konnte ich keine Herunterregulierung von BRCA1 nachweisen. Sowohl im Westernblot als auch in der *Real Time* PCR zeigten alle mit Xu1-transfizierten Zellen normale BRCA1-Konzentrationen.
Weitere Fragen werfen die Ergebnisse der RNAi mit den Duplizes Xu4 und Xu5 auf. Während Xu (2004) bei diesen beiden Oligonuleotid-Komplexen keinen MCPH1-*knockdown* beobachtete, ist die Herunterregulierung (gemessen am zellulären PLC-Phänotyp und mittels Quantifizierung

in der *Real Time* PCR) mit diesen Duplizes in unserem Labor stets wesentlich stärker als mit dem Xu1-Duplex. Interessanterweise zeigten die mit Xu4-transfizierten Zellen zwar einen G2/M-Kontrollpunktverlust (siehe oben), jedoch keine Herunterregulierung von CHK1 oder von BRCA1. So bewegten sich bei der RNA-Quantifizierung die Werte sogar alle eher an der Signifikanzgrenze für eine Hochregulierung dieser Transkripte. In einem Fall wird diese Grenze von logRQ > 0,3 sogar überschritten.

4.6 Unterschiede zwischen Patientenzellen und „RNAi-Zellen"

Obwohl sowohl die Patientenzellen als auch die durch RNAi MCPH1-defizienten Zellen den charakteristischen PLC-Phänotyp zeigen, scheinen sich die beiden Zellsysteme in der Antwort auf DNA-Schäden grundsätzlich zu unterscheiden: So resultiert aus RNAi gegen MCPH1 ein deutlicher Defekt am G2/M-Kontrollpunkt, der sich in einem unzureichenden Zellzyklusarrest nach ionisierender Bestrahlung ausdrückt. Außerdem kann RNAi gegen MCPH1 auch zu einer verminderten Expression von BRCA1 und CHK1 führen. In Patientenzellen bleibt der G2/M-*checkpoint* trotz früher trunkierender Mutationen erhalten und es lässt sich keine Erniedrigung der CHK1- bzw. BRCA1-Expression nachweisen.

Ein Versuch, diese offensichtliche Diskrepanz zu erklären, muss sowohl methodische Besonderheiten der RNAi-Technik, als auch den Aufbau des MCPH1-Gens und seiner Expressionsstrukturen berücksichtigen.

Ein erster möglicher Unterschied besteht in den untersuchten Zelltypen. Ich habe für meine Versuche mit Patientenzellen mehrere Zelllinien mit verschiedenen trunkierenden Mutationen verwendet und diese mit mehreren Kontrollen verglichen. Dabei handelte es sich ausschließlich um Lymphoblastoide Zelllinien (LCLs). Für die Untersuchung der BRCA1 und CHK1-Expression per *Real Time* PCR stand neben den LCLs RNA aus einem weiteren Zellsystem zur Verfügung, nämlich aus nativen Lymphozyten. Beide getesteten Systeme entstammen also dem hämatopoetischen System. Die RNA-*Interference*-Experimente wurden hingegen mit der U2OS Zelllinie durchgeführt. Dabei handelt es sich um eine aus Knochengewebe gewonnene Zelllinie eines 15-jährigen Mädchens mit einem moderat differenzierten Tibia-Osteosarkom. Die Zelllinie zeigt eine epitheliäre, adhärente Morphologie. Zelltypspezifische Effekte können daher nicht ausgeschlossen werden.

Weiterhin können durch die RNA-*interference* so genannte *off-target*-Effekte entstehen, also das unerwünschte Herunterregulieren zusätzlicher Gene mit Sequenzhomologien zum eigentlichen

Diskussion

Gen. Der *knockdown* eines oder mehrerer weiterer Proteine könnte einen Einfluss auf die Expression der DNA-Reparaturproteine BRCA1 und CHK1 sowie auf den DNA *damage checkpoint* haben. Ein wichtiges Argument für die Möglichkeit von *off-target*-Effekten ist, dass die Herunterregulierung des Reparaturproteins CHK1 (gemessen mittels *Real Time* PCR und Westernblot, siehe Abschnitte 3.2.1 und 3.2.2) nur in den zuvor mit dem Duplex Xu1-transfizierten Ansätzen zu beobachten war. Auch ist der *checkpoint*-Defekt nach Verwendung des Xu1-Duplexes ausgeprägter als z.b. im Falle des Xu4-Duplexes. Dies ist umso erstaunlicher, als die im Mikroskop zu beobachtende Stärke der Initiation des PLC-Phänotyps durch Xu4 und Xu5 stets höher war als durch Xu1, bzw. die Effizienz des *knockdowns* auf RNA-Ebene gemessen durch *Real Time* PCR entweder gleichwertig war oder mit Xu1 sogar etwas niedriger ausfiel.

Offensichtlich besteht also eine Variabilität hinsichtlich der molekularen und zellbiologischen Konsequenzen des MCPH1-*knockdowns* mit verschiedenen siRNA-Duplizes. Dies deutet auf unspezifische *off-target*-Effekte hin. In der Arbeit von Xu *et al.* wurde auch versäumt, die Ergebnisse mit verschiedenen siRNAs zu reproduzieren. Dies wird aber als unerlässliche Kontrolle für RNAi-Experimente angesehen (Huppi *et al.* 2005). Xu *et al.* berichten sogar, dass der Duplex Xu4 in ihren Händen nicht zu einem *knockdown* von MCPH1 führte. Die Arbeit von Lin *et al.* verwendet jedoch zwei verschiedene siRNAs (Xu1 und den von Trimborn *et al.*, 2004 publizierten Duplex M2) und zeigt weiterhin, dass sich die Effekte durch die Expression von RNAi-resistentem Microcephalin komplementieren lassen. Allerdings wird auch in dieser Arbeit nicht auf mögliche Unterschiede zwischen den Effekten der beiden verwendeten siRNAs eingegangen.

Dieses Ergebnis, dass nämlich der *knockdown* mit verschiedenen MCPH1-siRNAs zu einem Defekt in der G2/M-*checkpoint*-Kontrolle führt, deutet ebenso wie die von mir präsentierten Daten darauf hin, dass der *knockdown* von MCPH1 tatsächlich zu einem *checkpoint*-Verlust führt. Meine Ergebnisse zeigen jedoch, wie bereits erwähnt, dass die Expression von BRCA1 und CHK1 nicht von allen MCPH1-siRNAs beeinflusst wird und auch hinsichtlich der zellbiologischen Konsequenzen (PLC-Rate, G2/M-*checkpoint*) eine Variabilität in der Stärke der Effekte besteht. Daher sollten die Ergebnisse der publizierten RNAi-Experimente vorsichtig interpretiert werden.

Auf der anderen Seite lassen sich die Diskrepanzen zwischen den Ergebnissen mit Patientenzellen und RNAi möglicherweise auch dadurch erklären, dass es sich bei den

Diskussion

Mutationen in den Patientenzellen um so genannte hypomorphe Mutationen handeln könnte. Bei derartigen Mutationen kommt es nicht zum kompletten Funktionsverlust des betroffenen Proteins, sondern es bleibt eine Restfunktion erhalten. Im Falle von MCPH1 wären Restfunktionen des Proteins dergestalt vorhanden, dass bestimmte Funktionen für die Kontrolle des Zellzyklus noch gegeben wären. Die Zellen wären dann nur in dem Sinne auffällig, als dass die Phase, in der die Chromosomen kondensiert vorliegen, deutlich verlängert ist, wobei auch im kondensierten Zustand DNA-Schäden erkannt werden können und der Zellzyklus angehalten wird.

Eine hypomorphe Mutation könnte dann wirksam werden, wenn zum Beispiel ein mutationsbedingter Abbruch der Translation mit dem Vorhandensein eines alternativen Startkodons gekoppelt ist. Trotz der Trunkierung des Proteins kommt es zur Transkription kürzerer, partiell funktioneller Proteine. Einen solchen Mechanismus beschreibt Maser *et al.* (2001) beim *Nijmegen Breakage Syndrome* (NBS). Ca. 90 % aller NBS-Patienten haben die Mutation 657*del*5, die zu einer Leserasterverschiebung und vorzeitigen Trunkierung des NBS-Proteins führt. Für Zellen mit dieser Mutation konnte gezeigt werden, dass neben einem 26 kDa langen Fragment noch ein zweites, 70 kDa langes Fragment synthetisiert wird. Dies geschieht durch interne Initiation der Translation in der NBS1-mRNA. Die beiden Fragmente sind in der Lage, gewisse Teilfunktionen des NBS-Proteins auszuüben und somit das Überleben der Zellen zu sichern, wohingegen *knockout* Mutationen von NBS1 für die Träger stets letal sind (Maser *et al.* 2001).

Vorraussetzung für diese Form der „Rettung" ist, dass ein im Leseraster gelesenes ATG vorliegt, welches ein mögliches alternatives Startkodon darstellen kann. Dieses alternative Startkodon sollte von einer so genannten Kozak-Sequenz umgeben sein. Kozak beschreibt bestimmte Schlüsselpositionen in der Umgebung sechs Basenpaare vor dem ATG (Position -6 bis -1) bis 4 Basenpaare danach (Position +1 bis +4). So ist zum einen ein A auf Position -3 von entscheidender Bedeutung für das Anhalten der 40S ribosomalen Untereinheit an der mRNA und des folgenden 60S und 80S-Untereinheit-vermittelten Starts der Proteinsynthese (Kozak 1987; Kozak 1997). Zum anderen scheint vor allem das hoch konservierte G in +4 wichtig zu sein. So konnte gezeigt werden, dass eine Mutation in einer dieser beiden Schlüsselpositionen zu einer teilweisen Umgehung des ATGs durch die 40S-Untereinheit führen kann, die dann weiter *downstream* nach möglichen Startkodons sucht (Lin *et al.* 1993; Ossipow *et al.* 1993). Auf diese Weise kann es zur Initiierung der Translation unterschiedlich langer Proteine kommen.

Diskussion

Tatsächlich ist im MCPH1-Gen ein solch alternatives ATG vorhanden, welches eine gute Kozak-Sequenz aufweist: GCTAAT <u>ATG</u> AATG (Position in der cDNA c.286). Da dieses ATG *in frame* ist, könnte es sein, dass auch in normalen Zellen beide Startkodons verwendet werden und so auch in normalen Zellen zwei unterschiedlich lange Proteine vorliegen. Ergebnisse aus *in-vitro*-Expressionsstudien zeigen, dass beide ATGs als Startkodons verwendet werden können (Gavvovidis *et al.* 2005). Andererseits ist es möglich, dass diese kürzere MCPH1-Variante wie bei NBS nur im Falle einer Mutation im MCPH1-Gen abgelesen wird.

Als eine weitere Möglichkeit erscheint die Expression verschiedener MCPH1-Proteine durch alternatives Spleißen. Dabei kommt es durch unterschiedliches Herausspleißen verschiedener Exons aus der *Pre-messenger*-RNA zu unterschiedlichen Varianten reifer mRNA und somit auch zu verschiedenen Genprodukten (zusammengefasst in Xing & Lee 2006). Dieser Mechanismus gilt als hauptverantwortlich für unser außerordentlich komplexes Proteom, bei dem aus ca. 33.000 Genen 500.000 bis 1.000.000 verschiedene Proteine entstehen können (Black 2000). Dem alternativen Spleißen wird eine wesentliche Funktion in der Evolution zugesprochen (Boue *et al.* 2003). Einige Forscher gehen sogar davon aus, dass die Mehrzahl der genetischen Erkrankungen durch *splicing*-Mutationen verursacht ist (Lopez-Bigas *et al.* 2005). Da ein Großteil unserer Gene diesem Mechanismus unterliegt (Croft *et al.* 2000), scheint es nicht unwahrscheinlich, dass auch vom MCPH1-Gen unterschiedliche Spleißvarianten existieren. Auch hier könnte es sich um einen physiologischen oder erst durch eine Mutation hervorgerufenen Vorgang handeln.

Es erscheint also möglich, dass ein komplettes Fehlen von Microcephalin tatsächlich zu dem von Xu *et al.* beschriebenen gravierenden Zellzyklusdefekt führt, welcher für einen komplexen Organismus angesichts sich akkumulierender nicht reparierter DNA-Schäden wahrscheinlich sogar letal wäre. Für die MCPH1-Patienten wäre demnach anzunehmen, dass bei diesen eine „rettende" Restaktivität des Mikrocephalins vorliegt, mit der die wichtigsten MCPH1-Aufgaben wahrgenommen werden. Die Möglichkeit der Existenz unterschiedlich langer MCPH1-Transkripte in Kontrollzellen oder die Expression kürzerer MCPH1-Proteine in den Patientenzellen könnte eigentlich mithilfe des Westernblots sehr leicht untersucht werden, ist jedoch aufgrund des Fehlens eines zufrieden stellenden Antikörpers gegen MCPH1 zur Zeit nicht möglich.

Diskussion

4.7 Vorarbeit für ein MCPH1-Mausmodell

Einen viel versprechenden Ansatz zur weiteren Charakterisierung des MCPH1-Gens würde ein Mausmodell darstellen. Dazu sollte als erstes die Rolle des entsprechenden MCPH1-Gens (Othologs) der Maus bei der Chromosomenkondensation untersucht werden. Im Rahmen der vorliegenden Arbeit konnte durch einen siRNA-*knockdown* des Mcph1-Gens in der Mauszelllinie PT67 der typische zelluläre PLC-Phänotyp erzeugt werden. Daraus lässt sich ableiten, dass dem MCPH1-Mäuseortholog zumindest in der Kondensationsregulation eine ähnliche Rolle zufällt wie beim Menschen. Diese Erkenntnis stellt eine entscheidende Vorarbeit für die Entwicklung einer *Trap*-Maus dar, die inzwischen von der Arbeitsgruppe etabliert wurde. Dieses Mausmodell basiert auf der Entfernung der letzten BRCT-Domäne des Mcph1-Gens durch einen Gen-*Trap* in einer embryonalen Stammzelllinie von BayGenomics (RR0608). Mithilfe dieses Tiermodells können hoffentlich in naher Zukunft neue Erkenntnisse über die Funktionen des MCPH1-Proteins in der Zellzyklusregulation und speziell im G2/M-*checkpoint* gewonnen werden.

4.8 Ausblick

Die genaue Rolle von MCPH1 im DNA *damage checkpoint* ist nach wie vor unklar. Zwar kann auf der Grundlage der hier gezeigten Untersuchungen ein gravierender *checkpoint*-Defekt in den Patientenzellen ausgeschlossen werden. Es bleibt jedoch ungewiss, ob dies aufgrund einer „Rettung des Kontrollpunkts" durch eine Restfunktion des MCPH1-Proteins in den Patientenzellen geschieht oder ob der nach RNAi beobachtbare Kontrollpunktverlust Folge von methodischen Artefakten oder Zelllinien-spezifischen Nebeneffekten ist. Zur Klärung dieser und anderer Fragen sind weitere Versuche unabdingbar.

So könnte der G2/M-*checkpoint* nach Transfektion mit einer alternativen MCPH1-Variante, wie sie etwa bei den Patienten exprimiert werden könnte, und anschließender RNAi gegen das endogene MCPH1 untersucht werden. Durch Aufhebung des Kontrollpunktverlusts bei gleichzeitiger Erzeugung des typischen PLC-Phänotyps könnte die These einer in den Patientenzellen vorhandenen Restfunktion des Proteins verifiziert werden. Anders herum könnte man bei Patientenzellen durch RNAi gegen die vermutete MCPH1-Variante den *checkpoint*-Defekt initiieren.

Die Untersuchung des Kontrollpunkts könnte sowohl durch Expressionsmessung der wahrscheinlich von MCPH1 beeinflussten DNA-Reparaturproteine BRCA1 und CHK1 oder

Diskussion

durch die Bestimmung der Zellteilungsrate zum Beispiel mithilfe der Durchflusszytometrie erfolgen.

Ein einfacher Weg zum Nachweis von unterschiedlich langen MCPH1-Varianten wäre natürlich die direkte Expressionsanalyse im Westernblot. Dazu wäre allerdings ein Antikörper notwendig, welcher den C-Terminus von MCPH1 erkennt, um sowohl das vollständige sowie auch eventuelle kürzere Proteinfragmente zu erfassen. Leider haben sich bisher alle getesteten kommerziellen und selbst hergestellten Antikörper diesbezüglich als unbrauchbar erwiesen.

Auch zur Charakterisierung sonstiger Funktionen und Interaktionspartner wäre die baldige Verfügbarkeit eines funktionierenden MCPH1-Antikörpers von größter Bedeutung.

Weiterhin erscheint es sinnvoll, Teile der vorliegenden Arbeit mit nativen Patientenzellen zu wiederholen, um eventuelle Langzeitzellkultur- bzw. Transformationseffekte auszuschließen. Bezüglich ethischer Bedenken gegen eine erneute (invasive) Blutentnahme bei den Patienten kann man anmerken, dass wir neben grundlegenden Erkenntnissen über die Rolle von MCPH1 in der Zellzykluskontrolle und DNA-Reparatur-Maschinerie auch Hinweise auf klinische und therapeutische Probleme erwarten, die in Zukunft auf MCPH1-Patienten zukommen könnten. So müssten die Patienten bei einem Defekt in der Zellzykluskontrolle bzw. DNA-Reparatur einer engmaschigen Tumorvorsorge und beim Auftreten eines Malignoms eventuell einem modifizierten Therapiekonzept unterzogen werden.

Ein anderer denkbarer Ansatz zur Klärung der Aufgaben von MCPH1 im DNA *damage checkpoint* wäre die genauere Untersuchung weiterer Kontrollpunkte wie den Intra-S-Phase-Kontrollpunkt und den G1/S-Kontrollpunkt. Auch könnte die Analyse der Antwort auf andere DNA-Stressoren wie zum Beispiel UV-Bestrahlung oder andere Radiomimetika neue Erkenntnisse bringen.

Zusätzlich könnte die Interaktion zwischen MCPH1 und anderen wichtigen Proteinen der Zellzykluskontrolle untersucht werden. So sind zum Beispiel die so genannten Cykline und die CdKs (*cyclin dependent protein kinases*) wesentlich am Voranschreiten des Zellzyklus und an dem Übergang von einer zur nächsten Zellzyklusphase beteiligt. Da MCPH1 durch die negative Regulierung der Chromosomenkondensation und -dekondensation eine wesentliche Rolle beim Durchlaufen der Zellen durch die Mitose spielt, ist eine Interaktion zwischen MCPH1 und den Cyklinen und CdKs nicht unwahrscheinlich. Alderton *et al.* (2006) wiesen auch einen Einfluss von MCPH1 auf die Aufrechterhaltung der CdK1-Phosphorylierung und somit die Verhinderung eines vorzeitigen Mitoseeintritts nach.

Diskussion

Nachdem die hier vorgestellten Ergebnisse Hinweise auf eine verzögerte DNA-Reparatur in MCPH1-Zellen ergeben haben, sollte neben der Untersuchung der Erkennung von DNA-Schäden auch die Fähigkeit zur DNA-Reparatur untersucht werden. Dafür bieten sich zum Beispiel DNA-Strangbruch-Messverfahren wie das *alkaline unwinding-* oder COMET- (Einzelzell-Gelelektrophorese) *Assay* an.

Neben der Funktion als Regulator der Chromosomenkondensation (Neitzel *et al.* 2002; Trimborn *et al.* 2004) und mehrfacher Einbindung in den DNA-*damage-checkpoint* (Xu *et al.* 2004; Lin *et al.* 2005; Alderton *et al.* 2006; Rai *et al.* 2006) wurden für MCPH1 noch weitere Funktionen beschrieben. So identifizierten Lin *et al.* MCPH1 als Repressor der humanen Telomerase (Lin & Elledge 2003). Außerdem ist seine Rolle bei der Entwicklung und Evolution des menschlichen Gehirns Gegenstand aktueller Forschung (Evans *et al.* 2005). Es ist davon auszugehen, dass noch weitere Funktionen von MCPH1 entdeckt werden werden und dass besonders im Hinblick auf eine mögliche Rolle als Tumorsuppressor diesem Gen zukünftig eine deutlich höhere wissenschaftliche Aufmerksamkeit zuteil werden wird.

5 Zusammenfassung

Die vorliegende Arbeit beschäftigt sich mit der Analyse der Zellzykluskontrolle und DNA-Schadensantwort bei MCPH1-Defizienz. Patienten mit einer autosomal rezessiven primären Mikrozephalie, die durch Mutationen im MCPH1-Gen verursacht wird, zeigen klinisch eine ausgeprägte Mikrozephalie und eine mentale Retardierung. MCPH1-Mutationen führen aufgrund eines Funktionsverlusts von MCPH1 in proliferierenden Zellen zu einem stark erhöhten Anteil Prophase-ähnlicher Zellen, der, wie bereits gezeigt wurde, auf eine vorzeitige Chromosomenkondensation in der frühen G2-Phase und eine verzögerte Dekondensation nach der Mitose zurückzuführen ist. Außerdem scheint MCPH1 in die DNA-Schadensantwort involviert zu sein. Experimente mit RNA Interferenz (RNAi) gegen MCPH1 zeigten einen fast vollständigen G2/M-*checkpoint*-Verlust nach ionisierender Bestrahlung sowie eine Herunterregulierung der Zellzyklusproteine BRCA1 und CHK1.

Eine fehlerhafte DNA-Schadensantwort aufgrund von MCPH1-Mutationen wäre für die Prognose der Patienten von großer Bedeutung, weil sie mit einem deutlich erhöhten Tumorrisiko einhergehen würde. Daher wurde im Rahmen dieser Arbeit der DNA-Schadenskontrollpunkt in MCPH1-Patientenzellen untersucht, insbesondere der G2/M-*checkpoint* sowie die Expression der Zellzyklusproteine BRCA1 und CHK1. Die Untersuchungen der relativen Protein- und RNA-Mengen mittels Westernblot und quantitativer *Real Time* PCR zeigten eine normale Expression sowohl von BRCA1 als auch von CHK1 in MCPH1-Patientenzellen. Außerdem wurde nach ionisierender Bestrahlung dieser Zellen der G2/M-*checkpoint* mittels Durchflusszytometrie analysiert. Dabei konnte für die Patientenzellen ein intakter G2/M-*checkpoint* nachgewiesen werden.

Die Bestimmung des Anteils der Zellen in den einzelnen Zellzyklusphasen zeigte außerdem, dass bei den Patientenzellen eine normale Verteilung der Zellzyklusphasen vorliegt. Die nach ionisierender Bestrahlung zunächst auftretende Verschiebung zwischen den einzelnen Zellzyklusphasen zugunsten der S-Phase verläuft analog zu der der Kontrollzelllinien und weist somit auch einen intakten Intra-S-Phase-*checkpoint* nach. Aufgrund des funktionierenden G2/M-*checkpoints* kommt es später bei den Patienten ebenso wie bei den Kontrollen zu einer Akkumulation der Zellen im G2-Kompartiment. Dies erklärt den bei MCPH1-Mutation stets beobachteten Anstieg Prophase-ähnlicher Zellen nach Bestrahlung.

Die einzige Auffälligkeit bei den Patientenzellen, die auf eine fehlerhafte DNA-Schadensantwort hindeutet, ist deren verzögerter Wiedereintritt in den Teilungszyklus nach Bestrahlung. Dies könnte ein Hinweis auf eine gestörte oder zumindest verlangsamte DNA-

Zusammenfassung

Doppelstrangbruchreparatur sein. Da MCPH1-defiziente Patientenzellen aber auch eine verzögerte DNA-Dekondensation in der G1-Phase aufweisen, ist nicht auszuschließen, dass die verminderte Dekondensationskompetenz der Zellen für den verzögerten Wiedereintritt in den Teilungszyklus nach Bestrahlung verantwortlich ist.

Das Ergebnis dieser Arbeit, dass MCPH1-Patientenzellen über eine intakte DNA-Schadensantwort nach ionisierender Bestrahlung verfügen, steht im Widerspruch zu Veröffentlichungen, die eine deutlich defekte DNA-Schadensantwort nach RNAi gegen MCPH1 in U2OS-Zellen beschreiben. Diese auf RNAi beruhenden Ergebnisse konnten zwar im Rahmen der vorliegenden Arbeit für diese Zellen im Wesentlichen reproduziert werden, nicht aber für lymphoblastoide Zelllinien mit trunkierenden MCPH1-Mutationen. Erklärungsansätze für diese Diskrepanz schließen sowohl mögliche Ursachen in der verwendeten Methodik als auch eine eventuelle Restfunktion des MCPH1-Proteins bei Mutationen im MCPH1-Gen ein. So könnten einerseits Zelllinien-spezifische Besonderheiten oder *off-target*-Effekte beim siRNA-*knockdown* das gestörte Verhalten der MCPH1-defizienten Krebszellen nach ionisierender Bestrahlung erklären. Andererseits wäre es möglich, dass die Mutationen in den Patientenzellen hypomorph sind, das heißt, dass es durch Vorhandensein alternativer Startkodons oder durch alternatives Spleißen zur Synthese kürzerer bzw. weiterer MCPH1-Proteinvarianten käme, die für die normale Funktion des Kontrollpunkts verantwortlich sein könnten.

In weiteren Experimenten gelang es, in einer Mauszelllinie mittels RNAi gegen das Mausortholog von MCPH1 den zellulären Phänotyp mit erhöhtem Anteil Prophase-ähnlicher Zellen zu erzeugen. Dies ist ein Indiz dafür, dass dieses Gen in Hinblick auf seine Aufgaben bei der Chromosomenkondensation evolutionär konserviert ist und stellt eine Voraussetzung für die Entwicklung eines Tiermodells dar.

Im Rahmen der vorliegenden Arbeit wurde die DNA-Schadensantwort in Zelllinien von Patienten mit MCPH1-Mutationen untersucht. Dabei konnte in lymphoblastoiden MCPH1-Patientenzellen ein schwer wiegender Kontrollpunktverlust ausgeschlossen werden. Somit muss man bei den Patienten nicht von einem erheblich erhöhten Risiko für die Ausbildung maligner Erkrankungen ausgehen. Diese Erkenntnis steht im Einklang mit der Beobachtung, dass keiner der bisher bekannten Patienten eine Krebserkrankung entwickelt hat. Die genaue Einbindung von MCPH1 in den Schadenskontrollpunkt muss, gerade auch im Hinblick auf eine mögliche Rolle dieses Gens als Tumorsuppressor, in weiteren Studien geklärt werden.

6 Literatur

Alderton G K, Galbiati L, Griffith E et al. (2006). "Regulation of mitotic entry by microcephalin and its overlap with ATR signalling." *Nat Cell Biol* **8**: 725-33.

Andegeko Y, Moyal L, Mittelman L et al. (2001). "Nuclear retention of ATM at sites of DNA double strand breaks." *J Biol Chem* **276**: 38224-30.

Antoniou A, Pharoah P D, Narod S et al. (2003). "Average risks of breast and ovarian cancer associated with BRCA1 or BRCA2 mutations detected in case Series unselected for family history: a combined analysis of 22 studies." *Am J Hum Genet* **72**: 1117-30.

Bartek J (2006). "Microcephalin guards against small brains, genetic instability, and cancer." *Cancer Cell* **10**: 91-3.

Bassing C H, Swat W & Alt F W (2002). "The mechanism and regulation of chromosomal V(D)J recombination." *Cell* **109 Suppl**: S45-55.

Black D L (2000). "Protein diversity from alternative splicing: a challenge for bioinformatics and post-genome biology." *Cell* **103**: 367-70.

Bond J, Roberts E, Mochida G H et al. (2002). "ASPM is a major determinant of cerebral cortical size." *Nat Genet* **32**: 316-20.

Bond J, Roberts E, Springell K et al. (2005). "A centrosomal mechanism involving CDK5RAP2 and CENPJ controls brain size." *Nat Genet* **37**: 353-5.

Bork P, Hofmann K, Bucher P et al. (1997). "A superfamily of conserved domains in DNA damage-responsive cell cycle checkpoint proteins." *Faseb J* **11**: 68-76.

Boue S, Letunic I & Bork P (2003). "Alternative splicing and evolution." *Bioessays* **25**: 1031-4.

Cardullo R A, Agrawal S, Flores C, Zamecnik P C & Wolf D E (1988). "Detection of nucleic acid hybridization by nonradiative fluorescence resonance energy transfer." *Proc Natl Acad Sci U S A* **85**: 8790-4.

Carson C T, Schwartz R A, Stracker T H et al. (2003). "The Mre11 complex is required for ATM activation and the G2/M checkpoint." *Embo J* **22**: 6610-20.

Carson D A & Lois A (1995). "Cancer progression and p53." *Lancet* **346**: 1009-11.

Chaplet M, Rai R, Jackson-Bernitsas D, Li K & Lin S Y (2006). "BRIT1/MCPH1: a guardian of genome and an enemy of tumors." *Cell Cycle* **5**: 2579-83.

Croft L, Schandorff S, Clark F et al. (2000). "ISIS, the intron information system, reveals the high frequency of alternative splicing in the human genome." *Nat Genet* **24**: 340-1.

Digweed M S, K. (2003). "Chromosomeninstabilitätssyndrome". *Molekularmedizinische Grundlagen von hämatologischen Neoplasien*, Ganten, D.; Ruckpaul, K.: 3-38.

Literatur

Distel L, Neubauer S, Varon R, Holter W & Grabenbauer G (2003). "Fatal toxicity following radio- and chemotherapy of medulloblastoma in a child with unrecognized Nijmegen breakage syndrome." *Med Pediatr Oncol* **41**: 44-8.

Doenecke D (2005). "Der Zellzyklus". *Karlsons Biochemie.* **15**: 376-379.

Donzelli M & Draetta G F (2003). "Regulating mammalian checkpoints through Cdc25 inactivation." *EMBO Rep* **4**: 671-7.

Durant S T & Nickoloff J A (2005). "Good timing in the cell cycle for precise DNA repair by BRCA1." *Cell Cycle* **4**: 1216-22.

Evans P D, Gilbert S L, Mekel-Bobrov N et al. (2005). "Microcephalin, a gene regulating brain size, continues to evolve adaptively in humans." *Science* **309**: 1717-20.

Evans T N, Rosenthal E T, Youngblom J, Distel D & Hunt T (1983). "Cyclin: a protein specified by maternal mRNA in sea urchin eggs that is destroyed at each cleavage division." *Cell* **33**: 389-96.

Friedenson B (2005). "BRCA1 and BRCA2 pathways and the risk of cancers other than breast or ovarian." *MedGenMed* **7**: 60.

Gavvovidis I, Trimborn M, Schindler D & Neitzel H (2005). "Prokaryotic and eukaryotic expression studies of MCPH1". *European human genetics conference*, Prague.

Huppi K, Martin S E & Caplen N J (2005). "Defining and assaying RNAi in mammalian cells." *Mol Cell* **17**: 1-10.

Huyton T, Bates P A, Zhang X, Sternberg M J & Freemont P S (2000). "The BRCA1 C-terminal domain: structure and function." *Mutat Res* **460**: 319-32.

Jackson A P, Eastwood H, Bell S M et al. (2002). "Identification of microcephalin, a protein implicated in determining the size of the human brain." *Am J Hum Genet* **71**: 136-42.

Khosravi R, Maya R, Gottlieb T et al. (1999). "Rapid ATM-dependent phosphorylation of MDM2 precedes p53 accumulation in response to DNA damage." *Proc Natl Acad Sci U S A* **96**: 14973-7.

Kozak M (1987). "An analysis of 5'-noncoding sequences from 699 vertebrate messenger RNAs." *Nucleic Acids Res* **15**: 8125-48.

Kozak M (1997). "Recognition of AUG and alternative initiator codons is augmented by G in position +4 but not generally affected by the nucleotides in positions +5 and +6." *Embo J* **16**: 2482-92.

Kumar A, Girimaji S C, Duvvari M R & Blanton S H (2009). "Mutations in STIL, encoding a pericentriolar and centrosomal protein, cause primary microcephaly." *Am J Hum Genet* **84**: 286-90.

Lane D P (1992). "Cancer. p53, guardian of the genome." *Nature* **358**: 15-6.

Literatur

Lee E Y (2002). "BRCA1 and Chk1 in G2/M checkpoint: a new order of regulation." *Cell Cycle* **1**: 178-80.

Lee W H & Boyer T G (2001). "BRCA1 and BRCA2 in breast cancer." *Lancet* **358 Suppl**: S5.

Lees-Miller S P & Meek K (2003). "Repair of DNA double strand breaks by non-homologous end joining." *Biochimie* **85**: 1161-73.

Li L & Zou L (2005). "Sensing, signaling, and responding to DNA damage: organization of the checkpoint pathways in mammalian cells." *J Cell Biochem* **94**: 298-306.

Lin F T, Macdougald O A, Diehl a M & Lane M D (1993). "A 30-kDa alternative translation product of the CCAAT/enhancer binding protein alpha message: transcriptional activator lacking antimitotic activity." *Proc Natl Acad Sci U S A* **90**: 9606-10.

Lin S Y & Elledge S J (2003). "Multiple tumor suppressor pathways negatively regulate telomerase." *Cell* **113**: 881-9.

Lin S Y, Rai R, Li K, Xu Z X & Elledge S J (2005). "BRIT1/MCPH1 is a DNA damage responsive protein that regulates the Brca1-Chk1 pathway, implicating checkpoint dysfunction in microcephaly." *Proc Natl Acad Sci U S A* **102**: 15105-15109.

Livak K J, Flood S J, Marmaro J, Giusti W & Deetz K (1995). "Oligonucleotides with fluorescent dyes at opposite ends provide a quenched probe system useful for detecting PCR product and nucleic acid hybridization." *PCR Methods Appl* **4**: 357-62.

Livak K J & Schmittgen T D (2001). "Analysis of relative gene expression data using real-time quantitative PCR and the 2(-Delta Delta C(T)) Method." *Methods* **25**: 402-8.

Lobrich M & Jeggo P A (2007). "The impact of a negligent G2/M checkpoint on genomic instability and cancer induction." *Nat Rev Cancer* **7**: 861-9.

Lopez-Bigas N, Audit B, Ouzounis C, Parra G & Guigo R (2005). "Are splicing mutations the most frequent cause of hereditary disease?" *FEBS Lett* **579**: 1900-3.

Lou Z, Chini C C, Minter-Dykhouse K & Chen J (2003). "Mediator of DNA damage checkpoint protein 1 regulates BRCA1 localization and phosphorylation in DNA damage checkpoint control." *J Biol Chem* **278**: 13599-602.

Lukas J & Bartek J (2004). "Watching the DNA repair ensemble dance." *Cell* **118**: 666-8.

Lukas J, Lukas C & Bartek J (2004). "Mammalian cell cycle checkpoints: signalling pathways and their organization in space and time." *DNA Repair (Amst)* **3**: 997-1007.

Mailand N, Podtelejnikov a V, Groth A *et al.* (2002). "Regulation of G(2)/M events by Cdc25A through phosphorylation-dependent modulation of its stability." *Embo J* **21**: 5911-20.

Maser R S, Zinkel R & Petrini J H (2001). "An alternative mode of translation permits production of a variant NBS1 protein from the common Nijmegen breakage syndrome allele." *Nat Genet* **27**: 417-21.

Maya R, Balass M, Kim S T et al. (2001). "ATM-dependent phosphorylation of Mdm2 on serine 395: role in p53 activation by DNA damage." *Genes Dev* **15**: 1067-77.

Meselson M & Stahl F W (1958). "The replication of DNA." *Cold Spring Harb Symp Quant Biol* **23**: 9-12.

Müller-Esterl W (2004). "Zellzyklus und programmierter Zelltod". *Biochemie*. Spektrum: 447-457.

Neitzel H, Neumann L M, Schindler D et al. (2002). "Premature chromosome condensation in humans associated with microcephaly and mental retardation: a novel autosomal recessive condition." *Am J Hum Genet* **70**: 1015-22.

O'driscoll M, Jackson a P & Jeggo P A (2006). "Microcephalin: a causal link between impaired damage response signalling and microcephaly." *Cell Cycle* **5**: 2339-44.

Ossipow V, Descombes P & Schibler U (1993). "CCAAT/enhancer-binding protein mRNA is translated into multiple proteins with different transcription activation potentials." *Proc Natl Acad Sci U S A* **90**: 8219-23.

Pastwa E & Blasiak J (2003). "Non-homologous DNA end joining." *Acta Biochim Pol* **50**: 891-908.

Pfaffl M W (2004). "Real-time RT-PCR: Neue Ansätze zur exakten mRNA Quantifizierung." *BIOspektrum* **1/04**: 92-95.

Pfeiffer P, Goedecke W, Kuhfittig-Kulle S & Obe G (2004). "Pathways of DNA double-strand break repair and their impact on the prevention and formation of chromosomal aberrations." *Cytogenet Genome Res* **104**: 7-13.

Pfeiffer P, Goedecke W & Obe G (2000). "Mechanisms of DNA double-strand break repair and their potential to induce chromosomal aberrations." *Mutagenesis* **15**: 289-302.

Pines J (1999). "Four-dimensional control of the cell cycle." *Nat Cell Biol* **1**: E73-9.

Rai R, Dai H, Multani a S et al. (2006). "BRIT1 regulates early DNA damage response, chromosomal integrity, and cancer." *Cancer Cell* **10**: 145-57.

Saiki R K, Bugawan T L, Horn G T, Mullis K B & Erlich H A (1986). "Analysis of enzymatically amplified beta-globin and HLA-DQ alpha DNA with allele-specific oligonucleotide probes." *Nature* **324**: 163-6.

Sancar A, Lindsey-Boltz L A, Unsal-Kacmaz K & Linn S (2004). "Molecular mechanisms of mammalian DNA repair and the DNA damage checkpoints." *Annu Rev Biochem* **73**: 39-85.

Scully R & Livingston D M (2000). "In search of the tumour-suppressor functions of BRCA1 and BRCA2." *Nature* **408**: 429-32.

Seyffert (2003). "Mitose". *Lehrbuch der Genetik*. **2**: 230-253.

Literatur

Shackelford R E, Kaufmann W K & Paules R S (1999). "Cell cycle control, checkpoint mechanisms, and genotoxic stress." *Environ Health Perspect* **107 Suppl 1**: 5-24.

Trimborn M (2005). Dissertation: "Molekulargenetische und zellphysiologische Charakterisierung einer autosomal-rezessiven Erkrankung mit Chromosomenkondensationsstörung".

Trimborn M, Bell S M, Felix C et al. (2004). "Mutations in microcephalin cause aberrant regulation of chromosome condensation." *Am J Hum Genet* **75**: 261-6.

Trimborn M, Richter R, Sternberg N et al. (2005). "The first missense alteration in the MCPH1 gene causes autosomal recessive microcephaly with an extremely mild cellular and clinical phenotype." *Hum Mutat* **26**: 496.

Trimborn M, Schindler D, Neitzel H & Hirano T (2006). "Misregulated chromosome condensation in MCPH1 primary microcephaly is mediated by condensin II." *Cell Cycle* **5**: 322-6.

Tuschl T (2001). "RNA interference and small interfering RNAs." *Chembiochem* **2**: 239-45.

Uziel T, Lerenthal Y, Moyal L et al. (2003). "Requirement of the MRN complex for ATM activation by DNA damage." *Embo J* **22**: 5612-21.

Varon R, Vissinga C, Platzer M et al. (1998). "Nibrin, a novel DNA double-strand break repair protein, is mutated in Nijmegen breakage syndrome." *Cell* **93**: 467-76.

Wang Y, Cortez D, Yazdi P et al. (2000). "BASC, a super complex of BRCA1-associated proteins involved in the recognition and repair of aberrant DNA structures." *Genes Dev* **14**: 927-39.

Woods C G, Bond J & Enard W (2005). "Autosomal recessive primary microcephaly (MCPH): a review of clinical, molecular, and evolutionary findings." *Am J Hum Genet* **76**: 717-28.

Xing Y & Lee C (2006). "Alternative splicing and RNA selection pressure--evolutionary consequences for eukaryotic genomes." *Nat Rev Genet* **7**: 499-509.

Xu X, Lee J & Stern D F (2004). "Microcephalin is a DNA damage response protein involved in regulation of CHK1 and BRCA1." *J Biol Chem* **279**: 34091-4.

Yarden R I, Pardo-Reoyo S, Sgagias M, Cowan K H & Brody L C (2002). "BRCA1 regulates the G2/M checkpoint by activating Chk1 kinase upon DNA damage." *Nat Genet* **30**: 285-9.

Zhou B B & Elledge S J (2000). "The DNA damage response: putting checkpoints in perspective." *Nature* **408**: 433-9.

Anhang

Abkürzungen

AP-Stellen	Apurin- und Apyrimidin-Stellen
AT	Ataxia teleangiectasia
ATM	Ataxia teleangiectasia *mutated*
ATR	ATM-Rad3-*related*
BER	Basenexzisionsreparatur
Bp	Basenpaare
BRCT	BRCA1 C-terminus
CAK	CdK aktivierende Kinase
CdK	*Cyclin dependent kinases*
cDNA	Komplementäre DNA
DAPI	4',6-Diamidino-2-phenylindole dihydrochloride
DNA	Desoxyribonukleinsäure
DSB	Doppelstrangbrüche
EBV	Epstein-Barr-Virus
FKS	Fetales Kälberserum
Gy	Gray
H3P	phosphoryliertes Histon H3
HKG	*Housekeeping* Gen
HR	Homologe Rekombination
IR	*Ionising radiation* (Ionisierende Bestrahlung)
IQ	Intelligenzquotient
KCL	Kaliumchlorid
kDa	Kilodalton
LCL	Lymphoblastoide Zelllinie
MCPH	autosomal rezessive primäre Mikrozephalie
MMR	*Mismatch* Reparatur
MPF	*Mitosis promoting factor*
MRN	Mre11-Rad50-Nbs1
MRT	Magnetische Resonanztomographie
NBS	*Nijmegen Breakage Syndrome*
NER	Nukleotidexzisionsreparatur
NHEJ	*Non homologous end joining* (Nicht-homologe-End-zu-End-Verknüpfung)
PCC	*Premature chromosome condensation* (vorzeitige Chromosomenkondensation)
PFA	Paraformaldehyd
PLC	*Prophase like cell* (Prophase-ähnliche Zelle)
RNA	Ribonukleinsäure
RNAi	RNA Interferenz
SD	*Standard deviation* (Standardabweichung)
siRNA	*Small interfering* RNA
UV	Ultra violett

Publikationen

Trimborn M, Ghani M, Walther DJ, Dopatka M, Dutrannoy V, Busche A, Meyer F, Nowak S, Nowak J, Zabel C, Klose J, Esquitino V, Garshasbi M, Kuss AW, Ropers HH, Mueller S, Poehlmann C, Gavvovidis I, Schindler D, Sperling K, Neitzel H.: **"Establishment of a mouse model with misregulated chromosome condensation due to defective Mcph1 function."**, PLoS One. 2010 Feb 16;5(2):e9242

Gavvovidis I, Pöhlmann C, Marchal JA, Stumm M, Yamashita D, Hirano T, Schindler D, Neitzel H, Trimborn M.: **"MCPH1 patient cells exhibit delayed release from DNA damage-induced G2/M checkpoint arrest."**, Cell Cycle. 2010 Dec 15;9(24):4893-9. Epub 2010 Dec 15.

Tagungsbeiträge (u.a.)

Gavvovidis I, Trimborn M, Pöhlmann C, Neitzel H, Schindler D: **"Analysis of the G2/M checkpoint control in cell lines from MCPH1 patients"**. Poster zur 17. Jahrestagung der Gesellschaft für Humangenetik, Heidelberg 2006.

Trimborn M, Gavvovidis I, Pöhlmann C, Stumm M, Wei R, Schindler D, Neitzel H: **"Investigation of the DNA damage response in lymphoblastoid cell lines of MCPH1 patients"** Vortrag zur 10. Tagung der Deutschen Gesellschaft für DNA-Reparaturforschung, Berlin 2008.

Trimborn M, Purps J, Pöhlmann C, Gavvovidis I, Schindler D, Richter R, Garshasbi M, Busche A, Neitzel H: **"Comparison of the effects of MCPH1 mutations and RNAi against MCPH1 on checkpoint control and transcription"**, Poster zur 19. Jahrestagung der Gesellschaft für Humangenetik, Aachen 2009.

Danksagung

Frau Prof. Dr. Heidemarie Neitzel eröffnete mir die Möglichkeit, diese Arbeit in ihrer Arbeitsgruppe durchzuführen. Für ihre vielfältige Unterstützung möchte ich mich herzlich bedanken.

Mein besonderer Dank gilt Herrn Dr. Marc Trimborn, auf dessen Konzept und Vorarbeiten diese Arbeit basiert, für seine wertvolle Betreuung bei der Durchführung der Arbeit sowie die kritische Durchsicht des Manuskripts.

Ein Teil der Experimente wurde zusammen mit dem Humangenetischen Institut in Würzburg durchgeführt. Für die gute Zusammenarbeit möchte ich mich bei Herrn Prof. Dr. Schindler und bei Ioannis Gavvovidis bedanken.

Weiterhin danke ich Sylke Niehage für versierte technische Assistenz sowie allen Mitgliedern der AG Neitzel für die herzliche Aufnahme in die Arbeitsgruppe und bereitwillige Unterstützung bei allen auftretenden Problemen.

Und schließlich danke ich meiner Familie und meinen Freunden für geduldige Unterstützung und zahlreiche Hilfestellungen, insbesondere Thomas Dammeier und Stefan Sonntag für Formatierungshilfe sowie meinem Vater und meinem Ehemann für die sprachliche und orthographische Durchsicht.

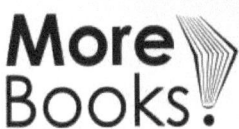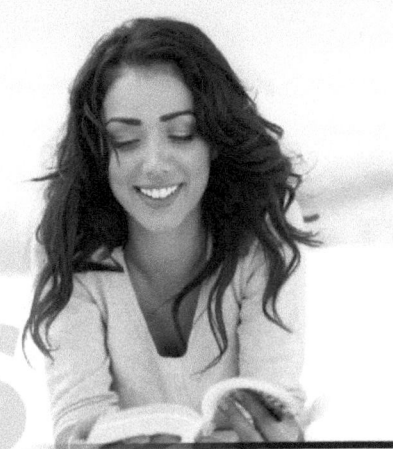

I want morebooks!

Buy your books fast and straightforward online - at one of world's fastest growing online book stores! Environmentally sound due to Print-on-Demand technologies.

Buy your books online at
www.morebooks.shop

Kaufen Sie Ihre Bücher schnell und unkompliziert online – auf einer der am schnellsten wachsenden Buchhandelsplattformen weltweit! Dank Print-On-Demand umwelt- und ressourcenschonend produziert.

Bücher schneller online kaufen
www.morebooks.shop

KS OmniScriptum Publishing
Brivibas gatve 197
LV-1039 Riga, Latvia
Telefax: +371 686 204 55

info@omniscriptum.com
www.omniscriptum.com

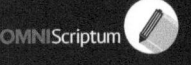

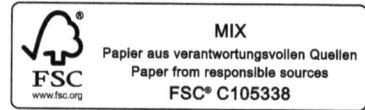

Printed by Books on Demand GmbH, Norderstedt / Germany